国家职业教育药学专业教学资源库配套教材

高等职业教育药学专业“岗课赛证”融通新形态一体化系列教材

医院静脉用药调配技术

（第2版）

主　编　刘　芳　张文军

中国教育出版传媒集团
高等教育出版社·北京

内容简介

本书为职业教育国家在线精品课程配套教材、国家职业教育药学专业教学资源库配套教材，根据高等职业教育药学专业教学标准和职业标准，结合医院静脉用药调配岗位需求与发展现状编写而成。本书以医院静脉用药调配中心（室）（PIVAS）各岗位所需要的知识和技能为依据，以岗位工作流程为主线，设有 8 个项目、28 个任务、4 项实训，包括 PIVAS 的建设、标准操作规程、质量控制与管理、药学服务、信息化与自动化技术应用及智能化发展、突发事件处理等内容，体现药学教育由单一化学模式向生物 – 心理 – 社会医学模式的转化，编写过程中突出药学职业教育特点和专业适应性。

本书配套有一体化的数字资源，包括动画、操作视频、在线测试等，学习者可通过扫描二维码在线观看学习，也可登录智慧职教平台（www.icve.com.cn），在“医院静脉用药调配技术”数字课程页面学习。教师可通过职教云平台（user.icve.com.cn）一键导入该数字课程，开展线上线下混合式教学（详见“智慧职教”服务指南）。教师如需获取本书授课用配套 PPT，请登录“高等教育出版社产品信息检索系统”（https://xuanshu.hep.com.cn/）免费下载。

本书按知识、能力、素养结构整合教材体系和内容，注重对学生知识和技能的培养，启发学生创造性思维，可以作为高等职业教育药学、中药学、护理、医学营养、药品生产技术、药物制剂技术等相关专业教学用书，也可供药学从业者及相关技术人员参考。

图书在版编目（CIP）数据

医院静脉用药调配技术 / 刘芳，张文军主编．2 版．-- 北京：高等教育出版社，2025. 2 --ISBN 978-7-04-063826-4

Ⅰ. R944.1

中国国家版本馆 CIP 数据核字第 20255T748Q 号

YIYUAN JINGMAI YONGYAO TIAOPEI JISHU

策划编辑 吴 静　责任编辑 吴 静　封面设计 王 鹏　版式设计 曹鑫怡
责任绘图 杨伟露　责任校对 吕红颖　责任印制 高 峰

出版发行 高等教育出版社
社　　址 北京市西城区德外大街 4 号
邮政编码 100120
印　　刷 北京汇林印务有限公司
开　　本 787mm×1092mm 1/16
印　　张 10.5
字　　数 240千字
购书热线 010-58581118
咨询电话 400-810-0598
网　　址 http://www.hep.edu.cn
http://www.hep.com.cn
网上订购 http://www.hepmall.com.cn
http://www.hepmall.com
http://www.hepmall.cn
版　　次 2022 年 6 月第 1 版
2025 年 2 月第 2 版
印　　次 2025 年 2 月第 1 次印刷
定　　价 35.00元

物 料 号 63826-00

《医院静脉用药调配技术》第2版编写人员

主　编　刘　芳　张文军

副主编　安　芸　隋洪飞

编　者（按姓氏汉语拼音排序）

安　芸　菏泽医学专科学校
陈方圆　甘肃卫生职业学院
胡　鹏　廊坊卫生职业学院
江尚飞　重庆医药高等专科学校
刘　芳　天津医学高等专科学校
穆殿平　天津市第一中心医院
隋洪飞　天津中医药大学第二附属医院
闫晓钰　河西学院
郁伟海　中国大冢制药有限公司
张天竹　重庆医药高等专科学校
张文军　天津医科大学总医院

icve 智慧职教 “智慧职教”服务指南

“智慧职教”(www.icve.com.cn)是由高等教育出版社建设和运营的职业教育数字教学资源共建共享平台和在线课程教学服务平台,与教材配套课程相关的部分包括资源库平台、职教云平台和 App 等。用户通过平台注册,登录即可使用该平台。

- **资源库平台:为学习者提供本教材配套课程及资源的浏览服务。**

登录“智慧职教”平台,在资源库课程页面(https://zyk.icve.com.cn/course)搜索框中搜索“静脉药物配置”,找到对应作者主持的课程,加入课程参加学习,即可浏览课程资源。

- **职教云平台:帮助任课教师对本教材配套课程进行引用、修改,再发布为个性化课程(SPOC)。**

1. 登录职教云平台,在首页单击“新增课程”按钮,根据提示设置要构建的个性化课程的基本信息。

2. 进入课程编辑页面设置教学班级后,在“教学管理”的“教学设计”中“导入”教材配套课程,可根据教学需要进行修改,再发布为个性化课程。

- **App:帮助任课教师和学生基于新构建的个性化课程开展线上线下混合式、智能化教与学。**

1. 在应用市场搜索“智慧职教 icve”App,下载安装。

2. 登录 App,任课教师指导学生加入个性化课程,并利用 App 提供的各类功能,开展课前、课中、课后的教学互动,构建智慧课堂。

“智慧职教”使用帮助及常见问题解答请访问 help.icve.com.cn。

第 2 版前言

为深入贯彻党的二十大和二十届三中全会精神，落实《关于深化现代职业教育体系建设改革的意见》要求和立德树人根本任务，着力培养医院药学服务人员的职业素养和专业能力，促进卫生健康事业的发展，推进健康中国建设，我们对第 1 版教材进行了修订。

本次修订在继承第 1 版教材经典内容的同时，进一步对接岗位知识、技能、素养，强化处方审核、药品调配等核心技能，支撑医院药学服务人才培养，促进学生在实习及工作中快速适应医院静脉用药调配工作，提高药士、药师考核通过率。在内容的总体安排上，优化课程内容结构，突出核心岗位处方审核、静脉用药调配职业能力，贯彻“课岗同频，能力本位”教学理念，通过具体项目任务推进实施“工程化项目式”教学，促进“岗课赛证”综合育人模式的实施；紧扣岗位规范，融入行业三新，在数字资源中融入信息化、自动化技术应用及智能化发展等内容；围绕素养目标，融入课程思政元素，“精准审方、精细调配、精心核对”课程思政主线贯穿教材内容，提升学生职业素养。此外，配套职业教育国家在线精品课程“静脉药物配置技术”，优质资源通过二维码链接随扫随学，推进教育数字化。

本书编写得到了天津医学高等专科学校、天津医科大学总医院、菏泽医学专科学校、天津中医药大学第二附属医院、重庆医药高等专科学校、廊坊卫生职业学院、甘肃卫生职业学院、河西学院、天津市第一中心医院、中国大冢制药有限公司等单位的大力支持，在此表示衷心的感谢！

由于编者水平有限，书中难免存在疏漏不足之处，衷心希望广大读者批评指正，以便再版时修正提高。

编者

2024 年 8 月

第 1 版前言

为落实立德树人根本任务，贯彻《国家职业教育改革实施方案》，坚持“产教融合、校企合作、工学结合、知行合一”的现代职业教育理念，深化落实“从优秀到卓越”的共识，我们组织全国多所院校的一线教师及行业专家共同编写了国家职业教育药学专业教学资源库配套教材《医院静脉用药调配技术》。

《高等职业学校药学专业教学标准》中对学生静脉用药集中调配核心能力的培养提出了要求，“医院静脉用药调配技术”课程的教学目标正是培养能够从事静脉用药调配的高素质技术技能型人才。本书共 8 个项目、28 个任务，内容紧扣静脉用药集中调配相关政策法规和工艺流程实践，对接专业人员就业岗位素质、知识、技能，包括 PIVAS 的建设、标准操作规程、质量控制与管理、药学服务、信息化与自动化技术应用及智能化发展、突发事件处理等内容，特别加入医院药学服务人员静脉用药调配岗位实训项目，以强化岗位素质，提升实践能力。

全书编写严格遵循有关静脉用药集中调配相关政策法规及规范性文件的规定，并将德育教育融入专业教育，注重德育的培养；增加临床案例，提高学生的专业服务意识与安全意识；同时配套有完善的数字资源，包括 PPT、动画、操作视频、习题等，以培养学生学习兴趣及创新精神；强调教材的一体化设计，理论实践一体化，线上线下学习一体化。

本书的编写得到了天津医学高等专科学校、天津医科大学总医院、菏泽医学专科学校、杭州医学院、甘肃卫生职业学院、廊坊卫生职业学院、重庆医药高等专科学校、天津市第一中心医院、天津中医药大学第二附属医院、中国大冢制药有限公司、河西学院等单位的大力支持，同时参考了国内外同行编写的专著和学术论文等权威文献，在此，表示衷心的感谢！

由于编者水平有限、编写时间仓促，书中难免存在疏漏或不足之处，衷心希望广大读者批评指正，以便再版时修正。

天津医科大学总医院主任药师　张文军

2022 年 1 月

目　录

二维码链接的数字资源目录

项目一

认识静脉用药调配中心（室）

学习目标

- 掌握静脉用药集中调配相关术语。
- 熟悉静脉用药调配中心（室）验收流程及申请验收应提交的材料。
- 了解国内外静脉用药调配中心（室）的发展史、现状及我国静脉用药调配中心（室）相关法律法规。

思 维 导 图

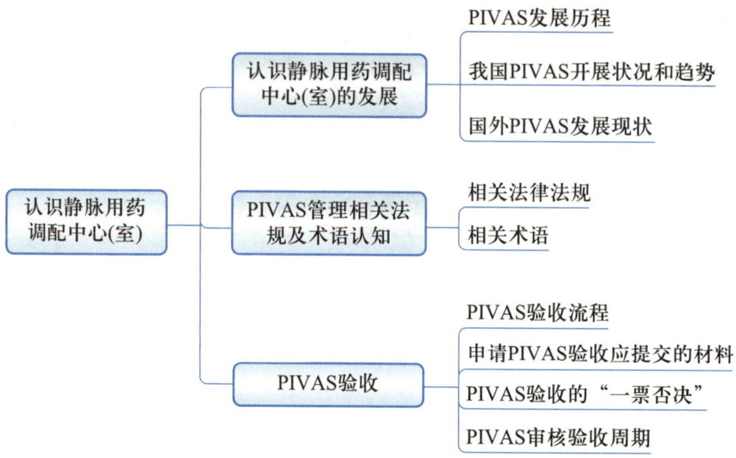

任务一 认识静脉用药调配中心(室)的发展

静脉用药调配中心(室)(pharmacy intravenous admixture service,PIVAS)是指医疗机构中依据药物特性设计的操作环境,按照静脉用药调配的要求,在药学部门的统一管理下,由受过培训的药学和护理技术人员,严格按照操作程序,进行包括全肠外营养液、危害药品和抗生素等静脉用药的调配,为临床提供合格的成品输液和药学服务的功能部门。

PIVAS 是医院静脉用药集中调配的场所,也是药学服务体系的重要组成部分,承担静脉成品输液的医嘱审核、加药混合调配、用药咨询与供应等药学服务,确保成品输液质量,为患者及时获得药物治疗提供支持和保障。

一、PIVAS 发展历程

静脉用药集中调配理念起源于 1969 年美国俄亥俄州立大学附属医院,当时主要是使用水平层流洁净台调配一些普通药品。由于是初步探索,所以当时并没有洁净环境,也没有相关的环境质量标准和标准操作规范,服务范围、技术条件、人员要求等均十分简单,但该尝试却开启了人类静脉用药安全保障的新纪元。随着 PIVAS 的发展,调配中失误或污染对患者造成伤害的发生率已从 20 世纪 70 年代的 20% 降至 90 年代的 10% 以下。目前,美国 93% 的营利性医院、100% 的非营利性医院都建有规模不等的 PIVAS。静脉用药集中调配已成为医院药师的重要工作内容之一。《美国药典》(第 27 版)对静脉用药集中调配必须达到的条件做了明确规定,如调配环境的要求、质量保证措施、人员培训等。随后,美国药剂师协会发布了相应的行业内控制标准。英国、澳大利亚、加拿大、新加坡等国家的医院也相继开展了这方面的服务。我国第一家 PIVAS 于 1999 年在上海静安区中心医院建成,其现代化的设施、全新的药学服务模式受到国内医药行业的广泛关注和欢迎。全国各大城市的几百家医院也相继建成PIVAS并投入使用,成为药学服务的一个亮点。

二、我国PIVAS开展状况和趋势

我国PIVAS调配的静脉用药主要包括全肠外营养液、危害药品、抗菌药物、生物制剂、中药注射剂和其他类药物。

1. 全肠外营养液 全肠外营养液包括水、葡萄糖、氨基酸、脂肪乳、电解质、维生素和微量元素。可由周围静脉和中心静脉作为输注途径,周围静脉适合短期(10~14天)应用,中心静脉适合长期(大于2周)应用。

2. 危害药品 危害药品主要指抗肿瘤药物和细胞毒性药物。

3. 抗菌药物 抗菌药物指对细菌有抑制或杀灭作用的药物,包括抗生素和人工合成抗菌药物。

4. 生物制剂 生物制剂指应用普通的或以基因工程、细胞工程、蛋白质工程、发酵工程等生物技术获得的微生物、细胞及各种动物和人源的组织和液体等生物材料制备的,用于人类疾病预防、治疗和诊断的药品,包括血液制品、免疫血清、细胞因子等。

5. 中药注射剂 《中华人民共和国药典》(2020年版)中把中药注射剂定义为药材经提取、纯化后制成的供注入体内的溶液、乳状液及供临用前调配成溶液的粉末或浓溶液的无菌制剂。目前,应用于临床的有清热类、补益类、活血类、抗肿瘤类等。

今后,我国PIVAS的调配品种、数量将逐步扩大,调配规范逐步完善,有关法律、法规会进一步加强,信息化与自动化将紧密结合并逐步完善,建设适合我国国情的自动化配液系统,危害药品等高风险品种的调配将由人力调配逐步转变为机器人等高科技设备自动化调配。

三、国外PIVAS发展现状

目前国外PIVAS调配范围也已从部分调配(如全肠外营养液、危害药品等)发展到全面调配。部分国家还有以下四种调配方式。

1. 预调配 根据药物的特性,采取协定处方,提前调配药物,并按规定通过适当的方法贮存,可以保证一段时间内安全使用。

2. 个体化调配 主要用于对药物耐受性低的患者。许多患者对药物中加入的防腐剂或染料过敏,或者对标准剂量的药物敏感,因而在使用时需要改变药物作用强度、剂量或除药物外的其他辅料,使其更加安全。

3. 区域性集中调配 区域性集中调配可为诊所、社区卫生服务体系及小型医院服务,既保证了医疗需求,也未增加各医疗机构的工作人员,同时减少了调配设备的重复投放和废物排放,还可通过标准化操作提高调配质量,例如,日本的部分医院已经实现了区域性集中调配。

4. 自动化、智能化调配 使用机器人等高科技设备,使静脉用药调配工作迈向自动化、智能化。

任务二 PIVAS 管理相关法规及术语认知

一、相关法律法规

PIVAS 建设应符合《中华人民共和国药品管理法》《处方管理办法》《医疗机构药事管理规定》及其他相关法规性文件与技术规范的规定,实现静脉用药集中调配标准化、规范化、同质化建设目标,保证成品输液质量,促进静脉输液合理使用。

2002 年,原卫生部颁发的《医疗机构药事管理暂行规定》第二十八条中指出:"医疗机构要根据临床需要逐步建立全肠道外营养和肿瘤化疗药物等静脉液体配制中心(室),实行集中配制和供应。"2007 年 7 月 28 日,经原卫生部医政司同意,以中国医院协会药事管理专业委员会的名义将《静脉用药调配质量管理规范(试行)》发给各家医院参考执行;2010 年 4 月 20 日,原卫生部正式印发《静脉用药集中调配质量管理规范》(卫办医政发〔2010〕62 号)。此后,原卫生部印发的《医疗机构药事管理规定》(卫医政发〔2011〕11 号)和《二、三级综合医院药学部门基本标准(试行)》(卫医政发〔2010〕99 号)中明确规定,全肠外营养液、危害药品静脉用药应当实行集中调配供应,并详细规定了二、三级医院开展静脉用药集中调配应配备的 PIVAS 建筑面积。与 PIVAS 的运营和建设相关的法律、法规、规范有:

《中华人民共和国药品管理法》(第六届全国人民代表大会常务委员会第七次会议通过,1985 年 7 月 1 日起施行;2001 年 2 月 28 日第九届全国人民代表大会常务委员会第二十次会议第一次修订;根据 2013 年 12 月 28 日第十二届全国人民代表大会常务委员会第六次会议《关于修改〈中华人民共和国海洋环境保护法〉等七部法律的决定》第一次修正;根据 2015 年 4 月 24 日第十二届全国人民代表大会常务委员会第十四次会议《关于修改〈中华人民共和国药品管理法〉的决定》第二次修正;2019 年 8 月 26 日第十三届全国人民代表大会常务委员会第十二次会议第二次修订,2019 年 12 月 1 日起施行)。

《中华人民共和国药品管理法实施条例》(国务院令第 360 号公布,2002 年 9 月 15 日起施行;根据 2016 年 2 月 6 日《国务院关于修改部分行政法规的决定》修订;根据 2019 年 3 月 2 日《国务院关于修改部分行政法规的决定》第二次修订)。

《麻醉药品和精神药品管理条例》(国务院令第 442 号公布,2005 年 11 月 1 日起施行;根据 2013 年 12 月 7 日《国务院关于修改部分行政法规的决定》第一次修订;根据 2016 年 2 月 6 日《国务院关于修改部分行政法规的决定》第二次修订)。

《医疗机构管理条例》(国务院令第 149 号发布,1994 年 9 月 1 日起施行;根据 2016 年 2 月 6 日《国务院关于修改部分行政法规的决定》修订)。

《医疗机构管理条例实施细则》(卫生部令第 35 号发布,1994 年 9 月 1 日起施行;2006 年

11 月 1 日根据《卫生部关于修订〈医疗机构管理条例实施细则〉第三条有关内容的通知》第一次修正；2008 年 6 月 24 日根据《卫生部办公厅关于修订〈医疗机构管理条例实施细则〉部分附表的通知》第二次修正；2017 年 2 月 21 日根据国家卫生和计划生育委员会令第 12 号《国家卫生计生委关于修改〈医疗机构管理条例实施细则〉的决定》第三次修正，自 2017 年 4 月 1 日起施行）。

《医疗废物管理条例》（国务院令第 380 号公布，2003 年 6 月 16 日起施行，根据 2011 年 1 月 8 日《国务院关于废止和修改部分行政法规的决定》修订）。

《医院消毒卫生标准》（GB 15982—2012）。

《医疗机构消毒技术规范》（WS/T 367—2012）。

《处方管理办法》（卫生部令第 53 号，2007 年 5 月 1 日起施行）。

《抗菌药物临床应用管理办法》（卫生部令第 84 号，2012 年 8 月 1 日起施行）。

《医疗机构药事管理规定》（卫医政发〔2011〕11 号，2011 年 3 月 1 日起施行）。

《医院处方点评管理规范（试行）》（卫医管发〔2010〕28 号，2010 年 2 月 10 日印发）。

《二、三级综合医院药学部门基本标准（试行）》（卫医政发〔2010〕99 号，2010 年 12 月 3 日印发）。

《三级综合医院评审标准实施细则》（卫办医管发〔2011〕148 号，2011 年 11 月 25 日印发）。

《静脉用药集中调配质量管理规范》（卫办医政发〔2010〕62 号，2010 年 4 月 20 日印发）。

各省市《静脉用药调配中心（室）验收标准》。

二、相关术语

1. 静脉用药集中调配　是指医院药学部门根据医师用药医嘱，经药师适宜性审核，由药学技术人员按照无菌操作要求，在洁净环境下对临床静脉用药物进行加药混合调配，使其成为可供临床直接静脉输注使用的成品输液操作过程。

2. PIVAS 验收　当地卫生行政部门对建立的医疗机构 PIVAS 是否达到《静脉用药集中调配质量管理规范》要求的审核、验收、批准过程为 PIVAS 验收。

3. 输液标签　是指依据医师处方或用药医嘱经药师适宜性审核后生成的标签，其内容应当符合《处方管理办法》相关规定：应当有患者与病区基本信息、医师用药医嘱信息、其他特殊注意事项及静脉用药调配各岗位操作人员的信息等。

4. 处方审核　是指医师开具的用药医嘱或处方通过医院信息系统（HIS）发送至 PIVAS，处方审核岗位的药师对药品的选择和药品名称、规格、用法、用量、相互作用、配伍禁忌及选用的溶媒、载体的适宜性、相容性等进行适宜性审核，以保证患者用药安全的药学技术服务过程。

5. 手卫生　为医务人员洗手、卫生手消毒和外科手消毒的总称。

6. 交叉调配　是指在同一操作台面上由同一人同时进行两组（袋、瓶）或两组以上静脉用药混合调配的操作流程。

7. 成品输液　是指按照医师处方或用药医嘱,经药师适宜性审核,通过无菌操作技术将一种或数种静脉用药品进行混合调配,可供临床直接用于患者静脉输注的药液。

8. 清场　每次生产结束后应当进行清场,确保设备和工作场所没有遗留与本次生产有关的物料、产品和文件。下次生产开始前,应当对前次清场情况进行确认。

9. 医疗废物　是指医疗卫生机构在医疗、预防、保健和其他相关活动中产生的具有直接或者间接感染性、毒性及其他危害性的废物。

10. 医嘱　是指医师在医疗活动中为诊治患者下达的医学指令,包括医嘱内容及医嘱开始和停止时间。

11. 长期医嘱　是指自医师开写医嘱起,至医嘱停止,有效时间在 24 h 以上的医嘱。

12. 临时医嘱　有效时间在 24 h 以内,应在短时间内执行,有的需立即执行(st),通常只执行一次,有的需在限定时间内执行,如会诊、手术、检查、X 线摄片及各项特殊检查等。另外,出院、转科、死亡等也列入临时医嘱。

13. 口头医嘱　一般情况下不执行口头医嘱,在抢救或手术过程中医师下达口头医嘱时,执行护士先复诵一遍,双方确认无误方可执行,事后应及时据实补写医嘱。

14. 医疗器材　是用于诊断、治疗、护理、支持、替代的器械、器具和物品的总称。根据使用中造成感染的危险程度,分高度危险性医疗器材、中度危险性医疗器材和低度危险性医疗器材。

15. 高度危险性医疗器材　是指进入正常无菌组织、脉管系统或有无菌体液(如血液)流过,一旦被微生物污染将导致极高感染危险的器材。

16. 中度危险性医疗器材　是指直接或间接接触黏膜的器材。

17. 低度危险性医疗器材　是指仅与完整皮肤接触而不与黏膜接触的器材。

18. 高水平消毒　是指杀灭各种细菌繁殖体、病毒、真菌及其孢子和绝大多数细菌芽孢的消毒处理。

19. 中水平消毒　是指杀灭除细菌芽孢以外的各种病原微生物的消毒处理。

20. 低水平消毒　是指仅能杀灭细菌繁殖体(分枝杆菌除外)和亲脂性病毒的消毒处理。

21. 输液反应　是指静脉输液时由热原、药物、杂质、药液温度过低、药液温度过高及输液速度过快等因素引起的反应。临床表现主要为寒战,面部和四肢发绀,继而发热,体温可达 41~42℃;可伴恶心、呕吐、头痛、头昏、烦躁不安、谵妄等,严重者昏迷、血压下降,出现休克和呼吸衰竭等症状而导致死亡。

课堂讨论

1. 静脉用药集中调配和 PIVAS 分别指的是什么?
2. 长期医嘱、临时医嘱和口头医嘱三者有什么区别?

任务三　PIVAS 验收

一、PIVAS 验收流程

医院 PIVAS 的规范化建设和管理，规范了临床静脉用药集中调配，可保障用药安全，促进合理用药，降低职业暴露风险。PIVAS 建成后是不能立即正式投入使用的，必须经过当地卫生行政部门审核、验收、批准，达到国家《静脉用药集中调配质量管理规范》要求后才能正式投入使用。

各省级卫生行政部门应当设置省级医院静脉用药集中调配质量控制专家组，专家组成员应当是药学专业技术人员，并具备以下条件：在 PIVAS 工作 5 年以上；熟悉静脉用药集中调配工作模式与操作规范；具有高级药学专业技术职务任职资格。医院静脉用药集中调配质量控制专家组负责对辖区内医院 PIVAS 建设进行预审、评估及日常运行的技术指导。

为了避免 PIVAS 在选址、流程设计、功能布局等硬件建设方面存在较大隐患而导致验收后要进行较大程度的改造，对于新建的 PIVAS，应该首先申请相关专家进行预评估后再动工建设，预评估的主要内容包括房屋和布局、空调净化设施、设备及药品、物料贮存条件。

开展或即将开展静脉用药集中调配工作的医疗机构向当地卫生行政部门提出审核验收申请，卫生行政部门收到验收申请后，在既定的工作日内完成资料审核，对审核通过的医疗机构再组织专家进行现场验收。经验收合格，同意设置 PIVAS 的，在卫生行政部门网站公示后，在省卫生行政部门备案或核发《×× 省医疗机构静脉用药调配中心（室）合格证》。

二、申请 PIVAS 验收应提交的材料

申请 PIVAS 验收需提交：PIVAS 审核验收申请表；PIVAS 自查表；根据《静脉用药集中调配质量管理规范》和《静脉用药集中调配操作规程》相关规定进行的自查报告（至少包括以下内容：医疗机构的基本情况，PIVAS 的基本情况、人员资质、建筑规模、占地面积、建筑面积、周围环境、基础设施、集中调配工作量、自查发现的问题及整改情况）；PIVAS 负责人和处方审核药学专业人员的简历（包括姓名、年龄、性别、所学专业、学历与毕业学校、职务、职称，原从事药学工作及调剂工作年限等）及药学专业技术人员占 PIVAS 工作人员的比例；医疗机构总平面布局图及 PIVAS 所在位置、PIVAS 设计图全套；PIVAS 的工艺流程图和输液成品质量标准；主要设备目录、检测仪器目录；最近一次检测技术数据、记录与报告；PIVAS 管理制度、工作规章、质量保障等文件目录。

三、PIVAS 验收的“一票否决”

PIVAS 验收时，不符合要求的 PIVAS 将停止验收并提出整改，PIVAS 验收标准中的否决项包括以下要求。

1. 人员基本要求 药师应负责对静脉用药医嘱或处方进行适宜性审核,审方人员应当具有药学专业本科以上学历、5年以上临床用药或调剂工作经验、药师以上专业技术职务任职资格。

2. 房屋、设施和布局基本要求 PIVAS洁净区的洁净标准应当符合国家相关规定,经法定检测部门检测合格后方可投入使用。各功能室的洁净级别要求:一次更衣室、洗衣洁具间为十万级;二次更衣室、加药混合调配操作间为万级;层流操作台为百级。其他功能室应当作为控制区域加强管理,禁止非本室人员进出。洁净区应当持续送入新风,并维持正压差;抗生素类、危害药品静脉用药调配的洁净区和二次更衣室之间应当呈5~10 Pa负压差。PIVAS应当将抗生素类药物、危害药品与全肠外营养液、普通静脉用药的加药调配分开,需分别建立两套独立的送、排(回)风系统。淋浴室及卫生间应当在PIVAS外单独设置,不得设置在PIVAS内。

3. 仪器和设备基本要求 PIVAS应当配置百级生物安全柜,供抗生素类和危害药品静脉用药调配使用;配备百级水平层流洁净台,供全肠外营养液和普通静脉用药调配使用。

4. 规章制度基本要求 PIVAS应当建立健全各项管理制度、人员岗位职责和标准操作规程。

考点提示

PIVAS验收"一票否决"包括哪些方面?

四、PIVAS审核和验收周期

PIVAS实行动态管理,各省卫生健康委员会应制定PIVAS审核验收细则,规定PIVAS验收周期,一般以5年一个周期较适宜;新一轮周期开始前3个月内,医疗机构应向省级PIVAS验收机构提出复核申请,省级PIVAS验收机构在1个月内应组织验收专家组成员进行材料审核和现场考核验收。

思考题

1. 我国与国外静脉用药集中调配有何区别?
2. PIVAS验收前要做哪些准备工作?
3. PIVAS验收专家组成员应当具备哪些条件?

项目一在线测试

(张文军 江尚飞)

项目二
PIVAS 的建设

学习目标

- 掌握 PIVAS 各功能区的划分及作用。
- 熟悉 PIVAS 相关的洁净指标。
- 了解 PIVAS 布局设计的人物流相关要求，PIVAS 主要设备，团队建设在 PIVAS 文化建设中的作用。

思 维 导 图

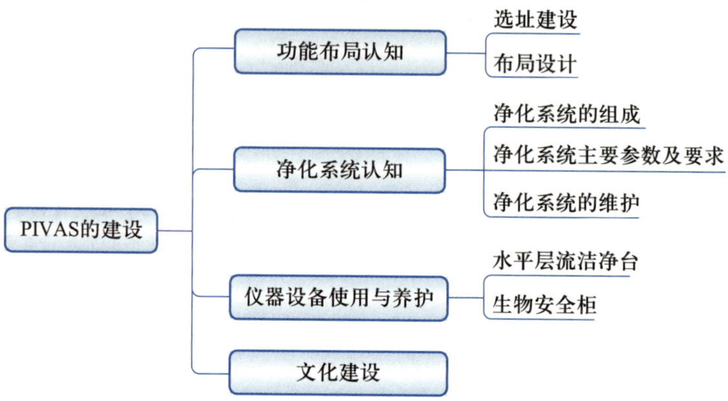

任务一　功能布局认知

一、选址建设

《静脉用药集中调配质量管理规范》中对 PIVAS 的设置地点有明确要求，根据规范要求及实践经验，将 PIVAS 的选址建设原则归纳如下。

1. 位置　应当设于人员流动少的安静区域，且便于与医护人员沟通和成品输液的运送。

2. 周边环境　设置地点应远离各种污染源，周围的环境、路面、植被等不会对静脉用药调配过程造成污染。其中污染源包括：周边污染的河流、周边临街的马路、有粉尘污染的工厂、污水处理厂、化粪池、公共卫生间、食堂等。洁净区采风口应当设置在周围 30 m 内环境清洁、无污染地区，离地面高度不低于 3 m。

3. 建筑结构　建议为框架结构；洁净间吊顶应高于 2.5 m，顶上预留 1 m 以上空间用于隐蔽工程的施工及维护。

楼层：禁止设置于地下室或半地下室。因为地下室环境和空气质量差，且常常阴冷潮湿，易长霉菌，故 PIVAS 禁止设置于地下室或半地下室，否则无法通过卫生主管部门的督导审核。

面积：PIVAS 面积应与日调配工作量相适应。PIVAS 面积不应仅依据医院病床数来规划，为使 PIVAS 面积更加合理，建议在 PIVAS 设计时，针对 PIVAS 的服务科室统计近年来静脉输液用药量的高峰值和日均值，并按照抗生素、细胞毒性药物、普通药物、全肠外营养液等四类药品进行分类调研，得到最大的日均调配量后再规划 PIVAS 面积。

考点提示

PIVAS 的选址建设原则。

二、布局设计

1. 功能分区　根据 PIVAS 功能区的重要性和区域控制级别，《静脉用药调配中心建设与管理指南(征求意见稿)》中对 PIVAS 布局提出如下要求。

(1) PIVAS 应设有洁净区、非洁净控制区、辅助工作区三个功能区，见表 2–1。

表 2–1　PIVAS 的功能分区及功能间作用

功能分区	功能间名称	功能间作用
洁净区	普通药物(输液)及全肠外营养液调配间	配备百级水平层流洁净台，用于加药调配普通静脉输液和全肠外营养液的洁净区域，洁净级别为万级
	抗生素和危害药品调配间	配备百级生物安全柜，用于加药调配抗生素和危害药品的洁净区域，洁净级别为万级
	一次更衣室	工作人员进入洁净间前的第一更衣室，此室与非洁净区相连，主要用于换鞋、洗手，为进入二次更衣室做准备，洁净级别为十万级
	二次更衣室	工作人员进入洁净间前的第二更衣室，此室与一次更衣室和加药调配洁净间相连，主要用于戴口罩、更换洁净服、戴无菌手套，为进入调配间做准备，净化级别为万级
	洗衣洁具间	用于清洗、放置洁净间中使用的洁净服、抹布、拖把等物品和工具的区域，其洁净级别为十万级
非洁净控制区	审方打印区(间)	用于接收和审核评估病房(区)用药医嘱，并安排调配批次和标签打印工作的区域
	摆药贴签核对区(间)	用于摆放已拆除外包装的药品，并依据每位患者用药医嘱对需要混合调配的药物进行摆放准备的区域
	成品输液核对区	用于加药调配后，对成品输液进行复核、包装，并对空安瓿 / 西林瓶等废弃物进行适当处置的区域
	打包发药区(间)	用于将成品输液按科室分装入转运箱，为送到科室做准备的区域
	控制区清洁区(间)	主要用于清洗、放置辅助工作区的篮筐、抹布、拖把等物品和工具的区域。清洗药品筐与抹布、拖把等的水池应分别设置
	普通更衣区(间)	用于工作人员洗手，更换外衣、帽，穿戴 PIVAS 专用工作服的区域。应设置洗手池
	换鞋间	用于工作人员换鞋的区域，可设置翻身柜
辅助工作区	药品二级库	用于贮存基础输液和静脉注射剂的区域，应分别设置常温区、阴凉区、冷藏区
	物料贮存区(间)	用于存放除药品以外的常用耗材物品的区域
	脱外包区(间)	用于脱去药品、耗材外包装的工作区域
	转运车存放区(间)	用于清洗和存放外送推车的区域
	会议室、示教休息室等	用于会议、培训学习、人员休息等的区域

1）洁净区设有调配操作间、一次更衣室、二次更衣室及洗衣洁具间。

2）非洁净控制区设有用药医嘱审核、打印输液标签、贴签摆药核对、成品输液核对、包装配送、清洁间、普通更衣及放置工作台、药架、推车、摆药筐等区域。

3）辅助工作区设有药品二级库、物料贮存区、药品脱外包区、转运箱 / 转运车存放区及会议示教休息室等。

（2）三个功能区之间的缓冲衔接和人流与物流走向合理，不得交叉。

（3）不同洁净级别区域间应当有防止交叉污染的相应设施，严格控制流程布局上的交叉污染风险。

（4）不得在 PIVAS 非洁净控制区及洁净区设置地漏、卫生间、淋浴室。

2. 人流及物流流向要求　法规要求 PIVAS 人流、物流流向合理，物流单向，人流、物流无交叉，严格控制流程布局上的交叉污染风险。

物流流向：走廊→药品二级库→脱外包区→摆药区→调配间→核对区→打包区→发药区→病区。

人流流向：走廊→换鞋区→男 / 女更衣室→摆药区→一次更衣室→二次更衣室→调配间。

3. 平面布局　平面布局是工程建造的基础，也是后期安全高效运行的有力保障。在规划 PIVAS 平面布局时，建议由医院感控、基建、药学、护理、医务处等职能部门参加，从各职能部门的专业角度提出合理化建议。某三甲医院 PIVAS 平面布局效果见图 2-1。

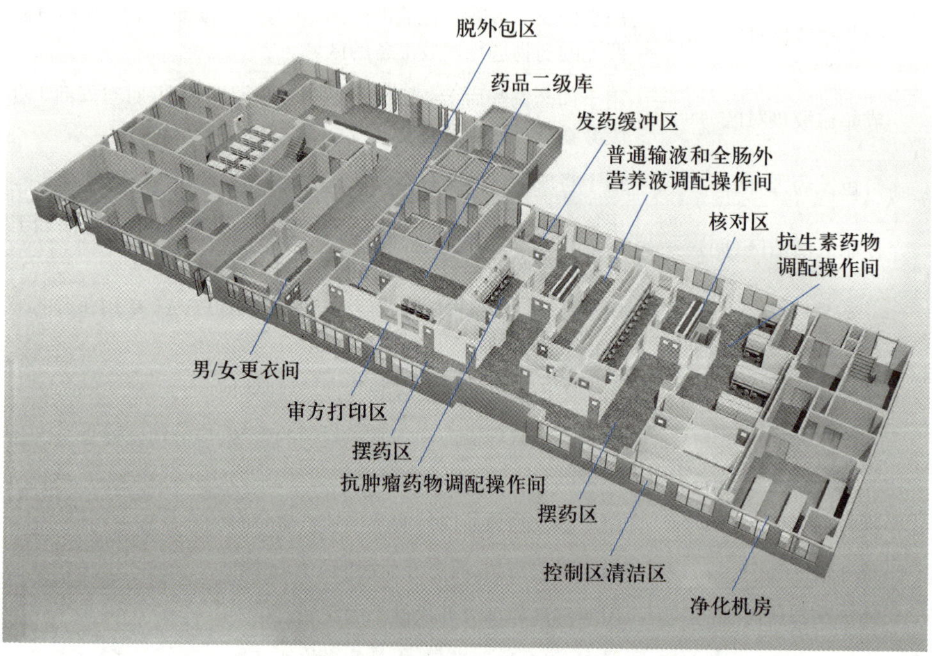

图 2-1　某三甲医院 PIVAS 平面布局效果

任务二　净化系统认知

一、净化系统的组成

净化系统由净化空调机组、风管风阀、排风机、高效过滤器、密闭的洁净间等组成。

净化系统通过对空气中的非生物粒子和生物粒子加以控制，消除尘埃粒子，控制 PIVAS 洁净区的细菌浓度，使输液调配区域达到特定的洁净标准。使用的方法是在空气进入 PIVAS 之前，利用初效、中效、高效过滤网对空气进行三级过滤处理，滤掉空气中的灰尘、浮游微粒、细菌及有害气体，使新鲜而洁净的空气流入 PIVAS，稀释室内的菌浓度。同时，净化系统利用流体力学原理，将洁净区内各区域的气流分布均匀，不产生涡流，利用合理的气流方向来控制微粒的扩散，将空气中浮动的微粒、尘埃、污物等通过专设排风口排出 PIVAS 洁净区，控制洁净区内细菌传播的媒介。因此，净化的最终目的是限制洁净区的微粒数量，即控制洁净室内的细菌浓度，这不仅能够降低患者输液反应的发生率，同时也能够确保医务人员的自身安全。

1. 根据药物性质分别建立不同的送回风系统与送排风系统。回风是指空气从室内经风管回到空调机组参与循环；排风是指空气从室内经风管排至室外。① 送回风系统：是指空调系统的空气循环方式，即新风送入洁净间后，确保不少于 30% 的空气排出到室外，另外 70% 的空气循环使用，同时空调系统补充等量新风。② 送排风系统：是指空调系统的空气循环方式，即新风送入洁净间后，100% 的空气排出到室外，新风全部从室外采集，补充进入净化空系统，因此又称全新风系统。

(1) 电解质类等普通输液和全肠外营养液调配操作间，与其相对应的一次更衣室、二次更衣室、洁净洗衣洁具间为一套独立的送回风系统，见图 2-2。

(2) 抗生素及危害药品调配操作间，与其相对应的一次更衣室、二次更衣室、洗衣洁具间为一套独立的送排风系统，但危害药品调配操作间应隔离成单独调配操作间，见图 2-3。

2. 每个独立的洁净间都应有独立的排 / 回风口和排 / 回风管道，采用与送风管相同的材料制作，不得使用裸露的墙体夹层进行排 / 回风；不得将排 / 回风直接排入摆药贴签核对、成品输液核对等非洁净控制区内或墙体夹层内；洁净区送风与排 / 回风应采用顶层送、下侧排 / 回风模式。

3. 室外排风口应置于采风口下风方向，其距离不得小于 3 m，或者将排风口与采风口设置于建筑物的不同侧面。

4. 排风管道设备应安装防倒灌装置。

5. 洁净间内高效送风口数量应符合洁净设计要求，保证合理的送风量与新风量，且每个送风口均应设置碟阀；电解质类等普通输液和全肠外营养液调配操作间气流模式应科学合理、符合规定。

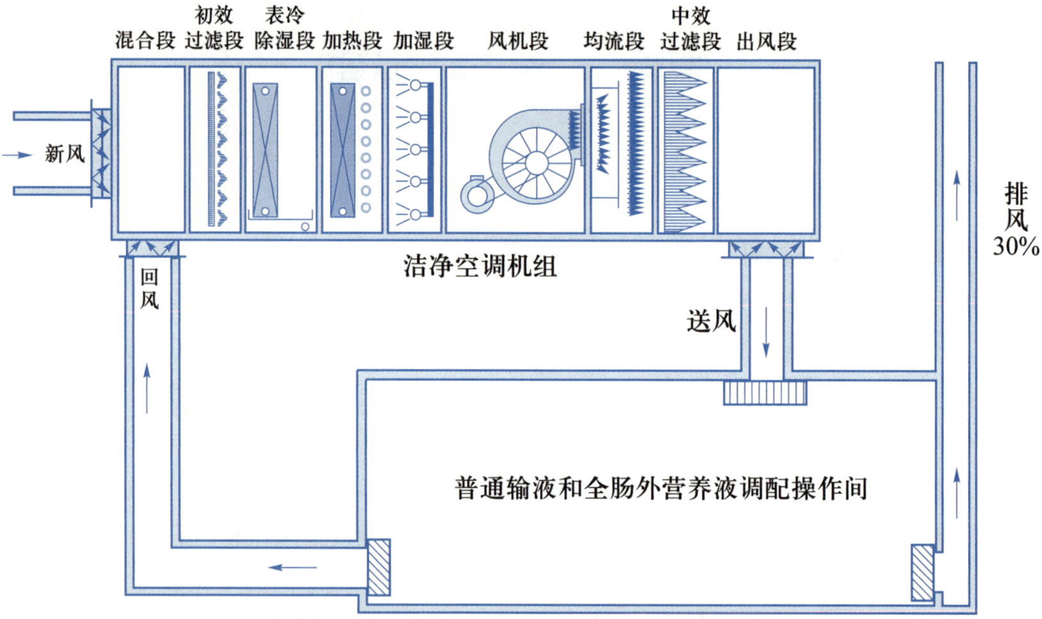

图 2-2 洁净原理图——普通输液和全肠外营养液调配操作间的送回风系统

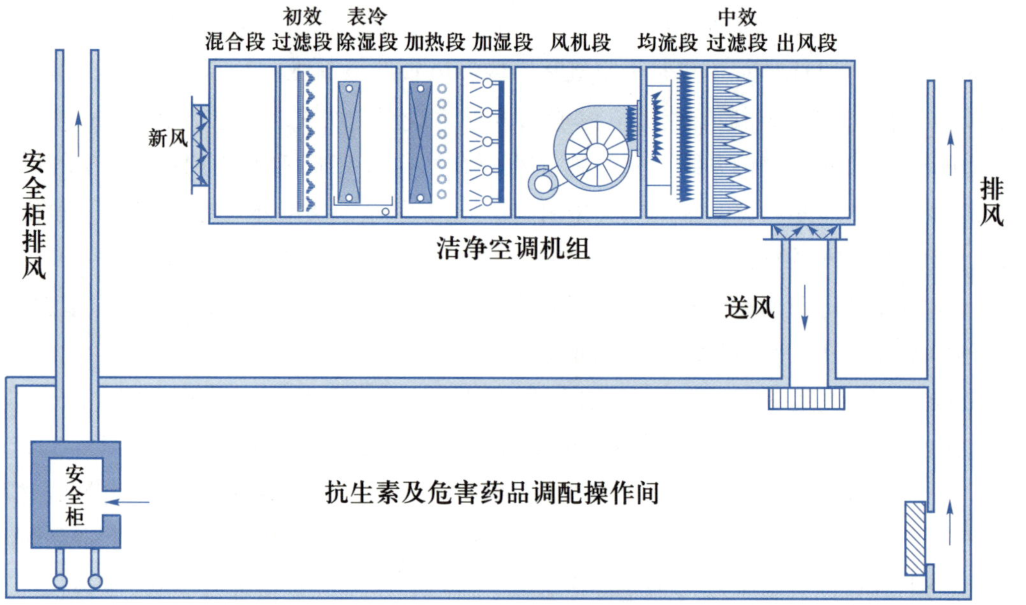

图 2-3 洁净原理图——抗生素及危害药品调配操作间的送排风系统

课堂讨论

图 2-2 的送回风系统(30% 外排)与图 2-3 的送排风系统有何区别？为什么这么设置呢？

普通药物及全肠外营养液调配操作间及其相邻的一次更衣室、二次更衣室采用送回风系统，由于调配药物对人体无害，调配过程中产生的气溶胶也可以经过人体，所以调配间内的空气可以循环利用，以降低空调系统的能耗，延长各级过滤器使用寿命。抗生素类及危害药品调配操作间及其相邻的一次更衣室、二次更衣室采用送排风系统，避免房间中的有害物质因空气的循环使用，影响调配人员的健康或造成调配物品的污染。因此，各省 PIVAS 验收标准中均明确要求：需设置两套独立的空调净化系统，供不同性质的药品调配间使用。

二、净化系统主要参数及要求

1. 压差　在洁净区内，各个房间相对于室外大气的压力差，称之为绝对压差。每个相邻房间、相邻区域的压力差，称之为相对压差，简称压差。

压差的作用：因为空气总是从绝对压差高的地方流向绝对压差低的地方，当洁净室在正常工作或房间的密闭性受到破坏时（如开门），在压差的作用下空气能从洁净度高的区域流向洁净度低的区域，使高洁净级别房间的洁净度不受到低洁净级别房间空气的污染和干扰。

一般通过调节送风与排风量来调节和保持压差。若是由于过滤网堵塞引起压差变化，可清理过滤网。需要根据实际情况及时进行调整。

PIVAS 静压差要求如下。

(1) 电解质类等普通输液与全肠外营养液洁净区各房间压差梯度：非洁净控制区 < 一次更衣室 < 二次更衣室 <调配操作间；相邻洁净区域压差≥ 5 Pa；一次更衣室与非洁净控制区之间压差≥ 10 Pa。

(2) 抗生素及危害药品洁净区各房间压差梯度：非洁净控制区 < 一次更衣室 < 二次更衣室 > 抗生素及危害药品调配操作间；相邻洁净区域压差≥ 5 Pa；一次更衣室与非洁净控制区之间压差≥ 10 Pa。

(3) 一次更衣室、二次更衣室、调配操作间应当分别安装压差表，并选择同一非洁净控制区域作为压差测量基点。

2. 其他技术参数　见表 2-2。

三、净化系统的维护

洁净空调机组、新风机组应依据周围环境和当地空气质量状况制定定期检查制度。

洁净区内至少每月整体检查一次，以确认各种设备和工作条件是否处于正常工作状态；每年至少检测净化设施风速一次，检查空气中尘埃粒子数一次；每月检查沉降菌菌落数。依据检测结果进行相关维护的开展并记录跟进。

洁净间应根据检测结果定期对空气过滤器进行清洁或更换。进行有可能影响空气洁净度的各项维修后，应当经检测验证达到符合洁净级别标准后方可再次投入使用。

设专门维护管理人员，遵循设备的使用说明进行保养与维护，并编制运行手册，有检查和记录。

表 2-2 PIVAS 洁净环境检测指标及标准(静态)

<table>
<tr><td rowspan="3">指标</td><td colspan="4">洁净级别</td></tr>
<tr><td colspan="2">100 000 级 /D 级</td><td colspan="2">10 000 级 /C 级</td></tr>
<tr><td>一次更衣室</td><td>洗衣洁具间</td><td>二次更衣室</td><td>调配操作间</td></tr>
<tr><td rowspan="2">尘埃粒子</td><td>≥ 0.5 μm/m³</td><td>≥ 5 μm/m³</td><td>≥ 0.5 μm/m³</td><td>≥ 5 μm/m³</td></tr>
<tr><td>≤ 3 500 000</td><td>≤ 20 000</td><td>≤ 350 000</td><td>≤ 2 000</td></tr>
<tr><td rowspan="2">细菌测试</td><td colspan="2">沉降菌</td><td colspan="2">沉降菌</td></tr>
<tr><td colspan="2">≤ 10 cfu/(皿·0.5 h)</td><td colspan="2">≤ 3 cfu/(皿·0.5 h)</td></tr>
<tr><td>换气次数</td><td colspan="2">≥ 15 次 /h</td><td colspan="2">≥ 25 次 /h</td></tr>
<tr><td>静压差</td><td colspan="4">非洁净控制区 < 一次更衣室 < 二次更衣室 < 电解质类等普通输液和全肠外营养液调配操作间
非洁净控制区 < 一次更衣室 < 二次更衣室 > 抗生素和危害药品调配操作间
(相邻洁净区域压差≥ 5 Pa,一次更衣室与非洁净控制区之间压差≥ 10 Pa)</td></tr>
<tr><td>温度</td><td colspan="4">18~26℃</td></tr>
<tr><td>相对湿度</td><td colspan="4">35%~75%</td></tr>
<tr><td>环境噪声</td><td colspan="4">≤ 60 dB</td></tr>
<tr><td>设备噪声</td><td colspan="4">生物安全柜≤ 67 dB 水平层流洁净台≤ 65 dB</td></tr>
<tr><td>工作区域亮度</td><td colspan="4">≥ 300 Lx</td></tr>
<tr><td>抗生素间排风量</td><td colspan="4">根据抗生素间的设计规模确定</td></tr>
</table>

任务三 仪器设备使用与养护

一、水平层流洁净台

水平层流洁净台(horizontal laminar flow clean workbench)是一种提供局部无尘、无菌工作环境的空气净化设备。水平层流是指使净化后的空气面向操作者流动,因而外方气流不致混入操作区。在 PIVAS 中用于调配普通电解质类药物及全肠外营养液。其作用是为操作样品提供洁净的操作环境,保护操作样品在标准操作下不受污染。

1. 水平层流洁净台分类及工作原理 洁净层流工作台是 PIVAS 内使用的最重要的净化设备之一。洁净层流工作台根据气流方向的不同可分为水平层流洁净台、垂直层流洁净台和非单向流洁净台三种。调配全肠外营养液需使用水平层流洁净台。

水平层流洁净台的工作原理是通过加压风机将室内空气经高效过滤器过滤后送至水平层流洁净台的工作区域,并达到局部百级的操作环境,如图 2-4 所示。主要有三个基本作用：① 为工作区域提供经过净化的空气。② 通过提供稳定、净化的气流防止层流台外空气进入工作区域。③ 将人和物料（输液袋、注射器、药品等）带入的微粒清除出工作区域。

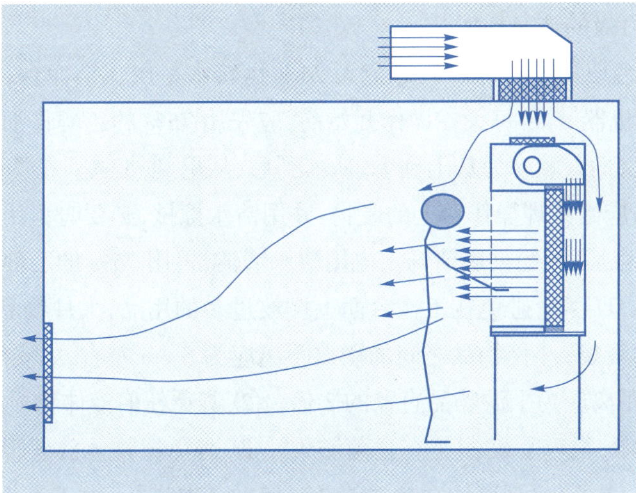

图 2-4　水平层流洁净台工作原理示意图

2. 水平层流洁净台技术参数　水平层流洁净台有不同的外形尺寸，长度为 1.2~2 m。根据国内医院输液用量、输液中加药量较大的特点，从节省净化面积的角度，较为适合医院 PIVAS 的工作台长度尺寸应为 1.8 m，该尺寸较为适合双人同时进行操作。

新风补充应从工作台顶部进入，工作区亮度应足够强，方便核对药品及调配；应带有紫外线照明灯，控制面板应有启用显示装置。应有连续可调风量风机系统，保证送风风速始终保持理想状态。由于 PIVAS 内同时有多台水平层流洁净台工作，而一般的洁净室维护、吊顶材料不吸音，从建设、运行成本角度考虑，洁净室的高度、宽敞程度均有一定的限制。因此，水平层流洁净台的噪声要求是越低越好，见表 2-3。

表 2-3　水平层流洁净台基本技术参数

参数名称	单位	参数值
净化级别	级	百级
噪声功率级	dB	≤ 65
平均送风风速	m/s	0.2~0.5
照明强度	Lx	≥ 300
供电电源	V	220 ± 22
功耗	kW	0.3~0.5

3. 水平层流洁净台使用要求与注意事项　水平层流洁净台主要用于调配对调配人员没有危害的药物，如电解质、全肠外营养液等。水平层流洁净台的摆放位置应在洁净间内的高效送风口正下方，洁净间内的空气经高效过滤后直接被水平层流洁净台吸入，再经过一层高效过滤器过滤后送出。这样，层流工作台内的气流经过两层高效过滤可使调配工作区达到局部百级的洁净环境。

视频：超净工作台有何规范操作要求?

水平层流洁净台使用要求：① 最好全天 24 h 运转水平层流洁净台，或最少在操作前 30 min 启动机器。② 每天在操作开始前，应先用 75% 的乙醇仔细擦拭工作区域的顶部、两侧及台面，顺序为从上到下、从前到后、从里到外。③ 在调配过程中，每完成一份成品输液调配后，应当清理操作台上的废物，并用清水擦拭，必要时再用 75% 的乙醇消毒台面。④ 每天操作结束后，应当彻底清场。先用清水清洁，再用 75% 的乙醇擦拭消毒。

使用注意事项：① 尽量避免在工作台面上摆放过多的用品，大件物品之间的摆放距离应为 15 cm 左右，如输液袋；小件物品之间的摆放距离应为 5 cm 左右，如安瓿或西林瓶等；下游物品与上游物品的距离应为上游物品直径的 3 倍。② 避免任何液体物质溅入高效过滤器，高效过滤器一旦被弄湿，很容易破损及有真菌滋生。③ 避免把物体放置得过于靠近高效过滤器，所有的操作应在洁净空间（离洁净台边缘 10~15 cm）内进行，由于工作台外延区域是万级空气与百级空气的交汇处，如果操作太靠近此区域，所调配的物品相当于在万级环境下调配，水平层流洁净台不能起到相应的作用。另外，不应将手腕或肘部放置在台面上，不应将手放置在所调配物体空气流向的上游，随时保持“开放窗口”，如图 2-5 所示。④ 工作台面上的无菌物品需保证第一洁净的空气从其流过，即其与高效过滤器之间应无任何物体阻碍，也就是“开放窗口”的概念。⑤ 避免在洁净空间内进行剧烈的动作，避免在调配时咳嗽、打喷嚏或说话，应严格遵守无菌操作规则，手应严格避免接触无菌部位。⑥ 在确保没有人员在场的情况下，开启紫外线灭菌灯。⑦ 水平层流洁净台每月应当做一次沉降菌检测，方法是将培养皿打开，放置在操作台上，半小时后封盖进行细菌培养，菌落计数。

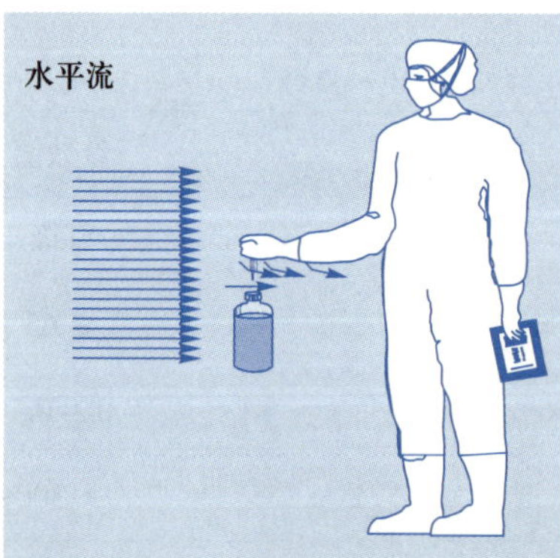

开放窗口 ✓

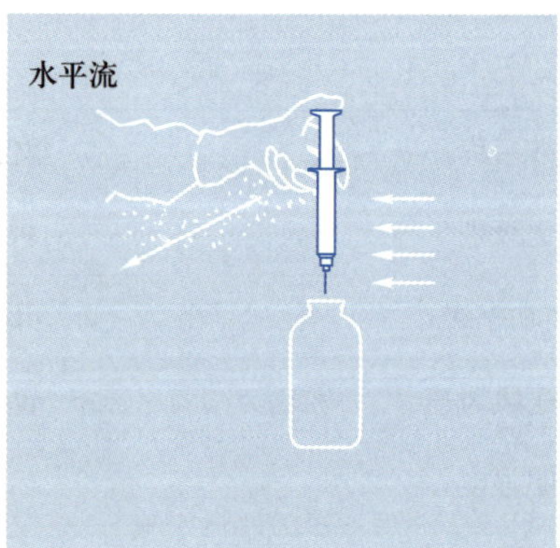

开放窗口 ✓

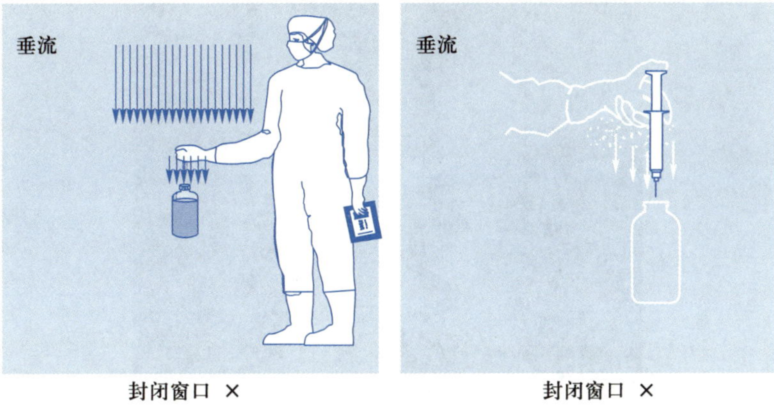

图 2-5　"开放窗口"示意图

二、生物安全柜

生物安全柜是一种同时进行人员、产品、环境保护的通风柜体，在 PIVAS 中用于调配抗菌药物及细胞毒性药物。生物安全柜属于垂直层流台，通过层流台顶部的高效过滤器，可以过滤 99.99% 的 0.3 μm 以上的粒子，使操作台空间形成局部百级的洁净环境。通过工作台面四周的散流孔回风形成相对负压，因此生物安全柜可以起到保护调配药品和调配人员安全的作用。

1. 生物安全柜分型及选择　根据不同的生物研究和防疫要求，生物安全柜可分为Ⅰ级、Ⅱ级和Ⅲ级，见表 2-4。

表 2-4　生物安全柜的分型及性能参数比较

级别	类型	排风	循环空气比例 /%	柜内气流	工作窗口进风平均速度 /($m\cdot s^{-1}$)	保护对象
Ⅰ级	—	可向室内排风	—	乱流	≥ 0.40	使用者、环境
Ⅱ级	A1 型	可向室内排风	30	单向流	≥ 0.40	使用者、调配药品和环境
	A2 型	可向室内排风	70	单向流	≥ 0.50	
	B1 型	不可向室内排风	30	单向流	≥ 0.50	
	B2 型	不可向室内排风	0	单向流	≥ 0.50	
Ⅲ级	—	不可向室内排风	0	单向流	无工作窗进风口时，当一只手套筒取下时，手套口风速≥ 0.7	主要是使用者和环境，有时兼顾调配药品

用于静脉用药调配的生物安全柜应选Ⅱ级 A2 型(图 2-6)，可供抗生素类和危害药品类输液调配使用，起到保护调配人员、保护调配药品及外界环境等目的。

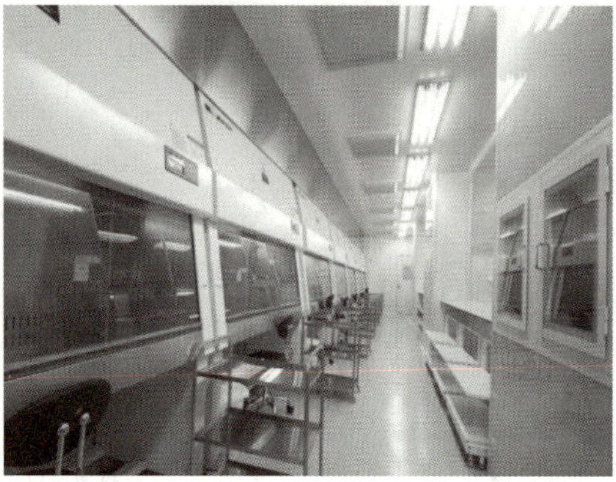

图 2-6 PIVAS 内的 A2 型生物安全柜

2. 生物安全柜工作原理 Ⅱ级 A2 型生物安全柜工作原理如图 2-7 所示。安全柜右上角的内置风机将房间空气(供给空气,图中为深蓝色室内空气)经前面安全柜进风口引入安全柜内,并进入安全柜前进风格栅。在正面安全柜进风口开口处的空气流进速度,至少应达到 0.5 m/s。然后,空气先通过送风高效过滤器,再向下流动通过工作台面。空气再向下流动到距工作台面 6~18 cm 处分开,其中一半会通过安全柜前进风格栅,而另一半通过后进风格栅排出。在工作台面形成的气溶胶立即被这样向下的气流带走,并经前后两组排风格栅排出,从而为药品及人员提供最好的保护。气流接着通过后面的压力通风系统到达位于安全柜顶部的送风腔。由于过滤器大小不同,大约 70% 的空气经过送风高效过滤器,重新返回到生物安全柜内的操作区域,而剩余的 30% 则经过排风过滤器排到 PIVAS 外。

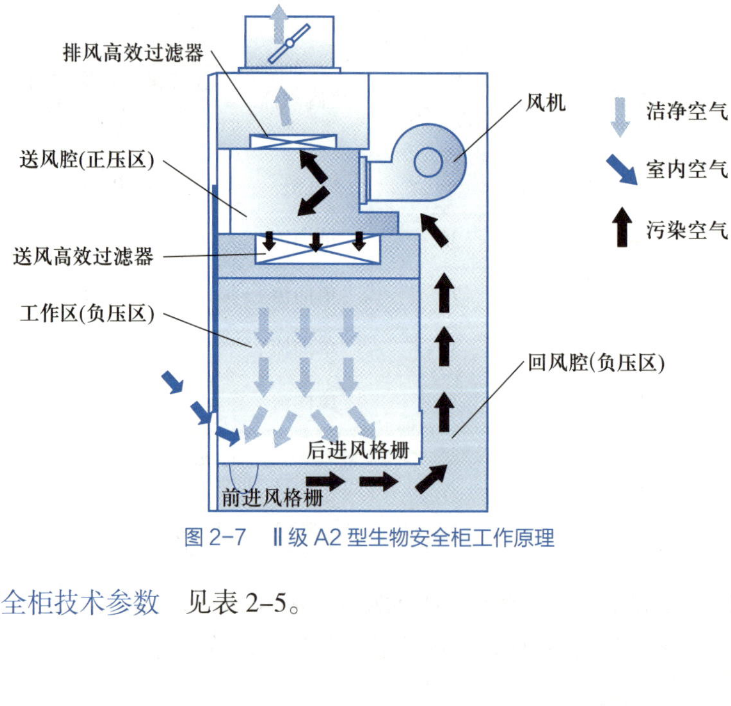

图 2-7 Ⅱ级 A2 型生物安全柜工作原理

3. 生物安全柜技术参数 见表 2-5。

表 2-5　生物安全柜(A2 型)技术参数

参数名称	单位	参数值
外形宽度	m	1.3~2.2
净化级别	级	ISO 5 级(美国联邦标准 209E 百级)
噪声功率级	dB	≤ 65
工作窗口吸入风速	m/s	≥ 0.55
下降风速	m/s	0.35
照明强度	Lx	≥ 800
供电电源	V	220 ± 22
功耗	Kw	0.3~0.5

4. 生物安全柜操作方法及使用注意事项

(1) 生物安全柜操作方法:① 每天提前 30 min 先启动生物安全柜、循环风机和紫外线灯,关闭安全玻璃挡板至安全线处,30 min 后关闭紫外线灯,然后用 75% 的乙醇擦拭生物安全柜顶部、两侧及台面,顺序为从上到下、从里到外,然后打开照明灯后可进行调配。② 在调配操作及清洁消毒的过程中,需避免任何液体物质溅入高效过滤器,因为高效过滤器受潮会严重影响过滤效率,同时还很容易产生破损和滋生霉菌。所有静脉用药调配必须在离工作台外沿 20 cm,内沿 8~10 cm,并高出台面至少 10 cm 区域内进行。③ 在生物安全柜内进行调配操作时,关键部位应享受到最洁净的气流,也就是说,该无菌用品或关键部位与高效过滤器之间应无任何物体阻碍,也就是操作过程中的"开放窗口"概念,参考水平层流洁净台使用注意事项。

(2) 生物安全柜使用注意事项:① 紫外线灯启动期间不得进行调配,工作人员应当离开调配间。紫外线灯应当定期检测,如达不到灭菌效果,应当及时更换灯管。② 调配时,前窗不可高过安全警戒线,否则操作区域内不能保证负压,可能会造成安全柜警报和药物气雾外散,对工作人员造成伤害或污染洁净间。③ 生物安全柜的回风道,应当定期用蒸馏水擦拭清洁后,再用 75% 的乙醇消毒。④ 生物安全柜每月应当做一次沉降菌检测,方法是将培养皿打开,放置在操作台上,半小时后封盖进行细菌培养,菌落计数。⑤ 应当根据自动监测指示及时更换过滤器的活性炭。⑥ 每年应当对生物安全柜进行各项参数的检测,以保证生物安全柜运行质量并保存检测报告。⑦ 生物安全柜内高效过滤器的更换应由专业人员来完成,替换下来的高效过滤器应按照相应要求妥善处理。

任务四　文 化 建 设

一、文化建设原则

文化建设是一个系统工程,包括科室精神的培养、团队意识的建设、科室形象的树立、科室环境的营造、组织机构的建立、规章制度的制定、管理体制的完善、文体活动的开展等，是以团结协作、质量安全、开拓创新为目的，开展精神文化建设、制度文化建设、学术文化建设、品牌文化建设、环境文化建设、质量文化建设，同样需要拥有科室发展的使命和追求，也需要提出工作人员发展的方向和目标。

PIVAS 的文化建设基本原则是系统性、战略性、动力性、创造性、亲密性，以人为本，以患者为中心，以为临床服务为宗旨，以确保药品质量为核心，以促进合理安全用药为工作重点。

二、文化建设管理

PIVAS 文化建设的目的在于提高员工的文化素养，培养对医院、集体、岗位的热爱，树立积极工作、多做奉献、争创一流的团队精神，强化对集体的认同、归属与荣誉感。文化建设应体现在工作的各个角落，文化活动应定期、有计划地开展，形式应丰富多样。

应树立以患者为中心、以质量为核心的理念，增强 PIVAS 工作人员的服务意识，提高其工作热情，培养细致、耐心、富有爱心的品质及高度的责任感，通过建立完善的责任制度、打造良好的责任文化、实施有效的激励措施提高 PIVAS 工作人员的责任感和主人翁意识。

PIVAS 需要结合每个被激励的岗位或团队，认真分析调动积极性、形成凝聚力的关键行为和要素，以团队视角进行考核和评价，在责任承担和成就方面形成团队意识和共识。一方面可以分批次、多项目、多方式地安排业余文化生活；另一方面可以挖掘工间休息时间，群策群力，发挥员工主观能动性。例如，开展审方技能比赛、主题辩论赛、静脉用药调配比赛、药物知识竞赛等充分体现 PIVAS 特色的竞技比赛。

培养员工的团体情感，建立团队共同的目标，鼓励员工参与，加强成员的沟通，建立信任，建立团队准则和规范，鼓励协作，防止不正当竞争，有效解决团队冲突，同时管理者应以身作则，进行慎独思想的培养和教育，从思想上让工作人员领会慎独精神，定期组织学习思想道德教育，每周科务会组织全科人员认真学习医德医风，唤起工作人员的同情心、责任感，全心全意为患者、为群众服务，在工作中自觉坚持慎独精神。

对于加强工作人员的慎独精神可以从以下四个方面入手：① 加强业务能力学习及与临床沟通能力，从自身做起，这是养成慎独精神的前提和手段，也是优良道德产生的基础。② 管理者应从各方面调动工作人员的主观能动性。③ 严格执行科室制度，落实每一环节规定，照章办事，教育大家克服浮躁、侥幸的心理，扎扎实实保质保量做好每一环节工作。④ 制定详细的考核标准和细则，规范各项行为，加强各项工作的检查力度，不断总结。

为了 PIVAS 的长远发展，有一些管理模式在长期的实践中，已经被证实有其合理性，也适合 PIVAS 的特点，值得推广，如 6S 管理、目视管理、PDCA 循环（plan-do-check-act，计划—执行—检查—处理）、OEC（overall every control and clear）管理模式等。更科学合理、更能帮助 PIVAS 发展的管理模式需要持续探索。

思考题

1. 生物安全柜的工作原理是怎样的？有哪些注意事项？
2. 何谓开放窗口？

项目二在线测试

（郁伟海）

项目三
静脉用药无菌操作

学习目标

- 掌握无菌技术的相关概念、操作原则及无菌操作流程。
- 熟悉 PIVAS 常用的消毒灭菌方法。
- 了解无菌调配技术对操作人员的要求。

思维导图

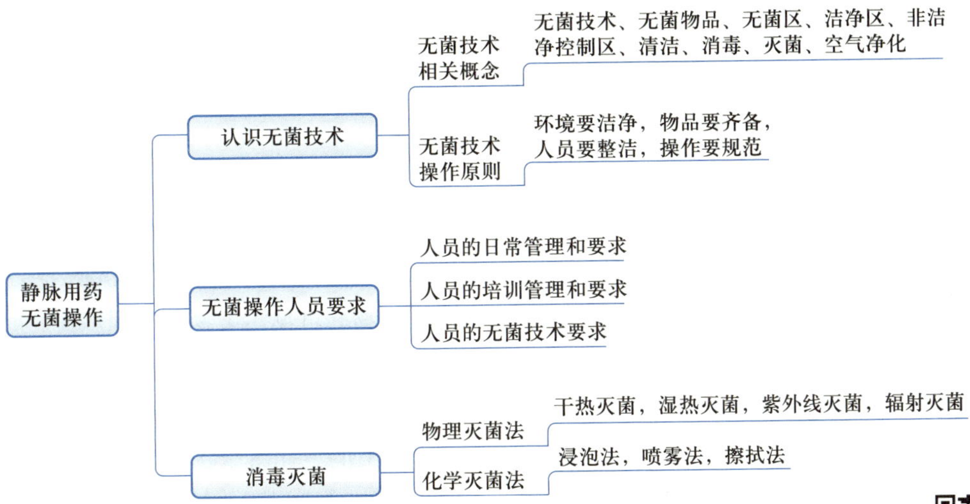

案例导入

某医院 PIVAS 配液人员在配液过程中不慎将一只 20 ml 空针掉到地上，她捡起后用装有 75% 乙醇的喷壶朝向注射器喷雾消毒，然后平放到层流台工作区继续使用。

分析：该配液人员共违反了三项无菌操作规程。① 被污染或疑似被污染的注射器不应继续使用，应更换。② 注射器不应采用 75% 乙醇消毒，如污染或疑似污染应立即更换。③ 拆开无菌包装的注射器应垂直放置在水平层流洁净台内区。

视频：抽吸药液时注射针头污染或脱落怎么办？

视频：调配后发现注射器穿刺处渗漏怎么办？

任务一　认识无菌技术

一、无菌技术相关概念

1. 无菌技术（aseptic technique）　是指在医疗、护理操作过程中，防止一切微生物侵入人体和防止无菌物品、无菌区域被污染的技术；同时，也是指根据生产或操作要求所采取的一系列控制微生物污染的方法或措施，如空气净化技术、过滤与灭菌系统等。

无菌技术是预防医院感染的一项重要而基础的技术，其操作规程是根据科学原则制定的，是一个完整的、系统的操作体系，静脉用药调配、药品生产、外科手术均涉及无菌技术，包括无菌环境设施，无菌设备器材及人员的无菌操作等。值得强调的是，整个操作体系的任何一个环节都不能受到微生物的污染。

2. 无菌物品（aseptic supply） 经过物理或化学方法灭菌后，未被污染的物品称为无菌物品。

3. 无菌区（aseptic area） 经过灭菌处理而未被污染的区域，称为无菌区。

4. 洁净区（clean area） 是指需要对环境中微生物，尘粒进行控制的区域，其建筑结构均具有防止该区域内的污染物引入、产生、滞留的功能。洁净区包括洁净间、一次更衣室、二次更衣室及洁净洗衣洁具间。

5. 非洁净控制区（non-clean control area） 是指洁净区之外用于实现 PIVAS 运行的核心功能区域，涵盖普通更衣区、审方打印区、摆药准备区、成品核对包装区、普通清洗区等。

6. 清洁（cleaning） 是指去除物体表面有机物、无机物和可见污染物的过程。

7. 消毒（disinfection） 是指清除或杀灭传播媒介上的病原微生物，使其达到无害化的处理措施。

8. 灭菌（sterilization） 是指杀灭或者消除传播媒介上的一切微生物的处理措施。一切微生物包括致病微生物和非致病微生物，也包括细菌芽孢和真菌孢子。

9. 空气净化（air purification） 是指降低室内空气中的微生物、颗粒物等使其达到无害化的技术或方法。

二、无菌技术操作原则

1. 环境要洁净 药品调配要在局部百级、周围万级的洁净环境中进行，在调配操作前 30 min，按操作规程启动洁净间和层流工作台净化系统，并确认其处于正常工作状态；确认前次清场、清洁、消毒记录。

2. 物品要齐备 包括个人防护用物及无菌操作用物，物品种类与数量根据工作量准备。

3. 人员要整洁 工作人员必须养成良好的卫生习惯，做到不洗手不调配、不留指甲、不留胡须。调配前按照七步洗手法清洁手卫生，按顺序穿戴洁净服、口罩、手套和洁净鞋。

4. 操作要规范 严格按照《静脉用药集中调配质量管理规范》中的无菌操作技术进行输液调配。

任务二 无菌操作人员要求

控制操作人员的接触污染是无菌技术中最重要的环节。因此，对从事药品调配的人员进行严格管理、培训，以及掌握无菌技术与标准操作规程是非常重要的，是确保输液安全和输液质量的关键因素。

一、人员的日常管理和要求

1. 加药混合调配工作应当由药学专业技术人员承担，技术人员应具有药士及以上专业技术职务任职资格，定期接受药学专业继续教育。

2. 与加药混合调配工作相关的人员，每年至少进行一次健康检查，建立健康档案，对患有传染病或者其他可能污染药品的疾病，或患有精神病等其他不宜从事药品调剂工作的，应当调离工作岗位。

3. 从事加药混合调配工作的人员必须重视个人清洁卫生，应当按规定和程序进行更衣。工作服的材质、式样和穿戴方式，应当与各功能室的不同性质、任务与操作要求、洁净度级别相适应，不得混穿，并应当分别清洗。

(1) 在洁净区的操作人员无菌要求较高，除身体健康，无割伤、溃疡等体表损伤外，还要求穿洁净服，戴无菌口罩、工作帽、无菌手套等，在操作前严格按照七步洗手法流程彻底清洁手卫生，尽量避免人为因素产生的微生物污染。

(2) 操作人员由控制区进入洁净区的更衣操作程序：工作人员进入一次更衣室后，换下普通工作服和工作鞋，按照七步洗手法清洁手卫生，穿好指定工作服并戴好工作帽、口罩，进入二次更衣室，更换洁净区专用鞋、洁净隔离服，手消毒，戴一次性手套，进入调配间。帽子要把全部头发遮盖住，口罩须遮住口鼻。

课堂讨论

PIVAS 洁净区中最大的污染源是什么？如何减轻此污染？

(3) 操作人员离开洁净区的程序：① 临时外出，在二次更衣室脱下洁净隔离服及帽子、口罩，整齐放置，一次性手套丢入污物桶内；在一次更衣室应当更换工作服和工作鞋；重新进入洁净区时，必须按以上更衣操作程序进入洁净区。② 当日调配结束时，脱下的洁净区专用鞋、洁净隔离服每日进行常规清洗消毒；一次性口罩、手套一并丢入污物桶。

4. 在静脉用药调配工作中，应遵循安全、有效、经济的原则，参与临床静脉用药治疗，宣传合理用药，为医护人员和患者提供相关药物信息与咨询服务。如在临床使用时有特殊注意事项，药师应当向护士做书面说明。

二、人员的培训管理和要求

规范化培训是工作人员进入 PIVAS 工作后的重要组成部分。其目的是为医院培养具有良好的职业道德、扎实的药学知识和熟练的实践操作技能，能独立、规范地承担 PIVAS 各岗位工作的专业技术人员，这对于提高输液质量和医疗质量极为重要。PIVAS 的工作环境相对封闭，工作具有高强度、高风险、高压力的性质，工作人员难免会产生压抑、焦虑的情绪，若不加以正确引导和教育，就容易产生负面效应。因此，专业的心理培训对 PIVAS 工作人员正确地疏散心理压力，培养积极乐观的工作态度有重要的意义。

1. 培训的意义

(1) 培养工作人员的职业素养，规范个人工作行为，营造和谐向上的工作氛围。

(2) 加深工作人员对 PIVAS 工作环境、流程、管理及服务理念的全面认识。

(3) 提高工作人员主动学习的能力,提升个人工作能力。

(4) 增强工作人员的安全意识,从开始就养成良好的调配操作习惯,能够有效地减少和避免临床不良事件的发生。

2. 培训的要求

(1) 调配操作人员上岗前,需岗前集中培训与试用期相结合,新上岗的人员在试用期内,除进行专业技术培训外,还需坚持岗位培训,并在试用期结束前做出评价。

(2) 应制定调配人员规范化培训制度、培训计划与考核办法,设专人管理,并在 PIVAS 主任的领导下,负责培训计划安排、组织和考核及建立培训档案。

(3) 从基本理论、基本知识和基本技能培训入手,不断深化专业理论、调配技能、岗位责任和实践能力培训。坚持有计划规范的持续培训制度,每 6 个月检查培训计划执行落实情况,有持续改进措施,对培训成绩突出的个人,给予奖励。

(4) 对加药调配的药学人员进行无菌技术相关知识的培训。严格规范无菌技术和相关继续教育。要求工作人员严格遵守管理制度,强化无菌操作意识,熟练地掌握无菌操作规程,杜绝静脉用药在调配过程中的污染,确保临床静脉用药质量和患者安全。

(5) 长期病假、产假操作人员返岗后应接受强化培训 1~2 周。主要包括:① 心理指导。② 新修订的工作制度,操作规程与岗位职责培训。③ 对一些需要反复强调的内容进行再培训,如无菌操作技能、清洁消毒程序等,以强化返岗人员的技能和安全意识。④ 对返岗人员进行理论和操作考核,合格后方可上岗。

三、无菌技术要求

从事药品调配的工作人员除应熟练地掌握无菌操作规程外,还应熟练地掌握操作过程中的每一个环节所涉及的无菌技术,其中包括无菌物品的正确使用方法、人员防护的必备措施、调配过程的技术要点等。

1. 正确洁手 洁手是指医务人员或调配人员用肥皂(皂液)和流动水,去除手部皮肤上污垢和暂居菌的过程。洁手对于无菌操作至关重要。

(1) 打湿:用流动水打湿双手。

(2) 涂抹:用足量皂液涂抹双手所有皮肤。

(3) 揉搓:揉搓双手至少 15 s,按七步洗手法步骤进行。第一步:掌心相对,手指并拢,相互揉搓;第二步:手心对手背沿指缝相互揉搓,交换进行;第三步:掌心相对,双手交叉沿指缝相互揉搓;第四步:一手握住另一手拇指旋转揉搓,交换进行;第五步:弯曲手指使关节在另一掌心旋转揉搓,交换进行;第六步:将五个手指并拢放在另一掌心旋转揉搓,交换进行;第七步:螺旋式揉搓手腕,交换进行。

(4) 冲洗:用流动水彻底冲洗双手。

(5) 干燥:用一次性灭菌擦手纸擦干双手。

2. 正确佩戴口罩

(1) 一次性医用口罩的使用：将口罩罩住鼻、口、下颏，双侧挂绳挂在双耳上；将双手示指尖放在鼻夹上，从中间位置开始用手指按压，并逐渐向两侧移动，根据鼻梁形状塑造鼻夹；调整口罩形状，以不遮挡视线为宜。

(2) 医用防护口罩的使用：一只手托住口罩，有鼻夹的一面背向外；将防护口罩罩住鼻、口及下颏，鼻夹部位向上紧贴面部；用另一只手将下方系绳拉过头顶，放在颈后双耳下；再将上方系绳拉至头顶中部；将双手示指尖放在金属鼻夹上，从中间位置开始，用手指按压鼻夹，并分别向两侧移动和按压，根据鼻梁的形状塑造鼻夹。

3. 正确佩戴帽子 使用帽子的目的是防止工作人员头屑、头发落下污染药品，是无菌操作的重要环节，帽子大小应合适，应遮住全部头发及发际。

4. 穿脱洁净服

(1) 穿洁净服：① 取衣，查对洁净服；② 穿洁净服，按照先上衣、再下衣的顺序。

(2) 脱分体洁净服：① 脱下衣：由上向下边脱边卷，污染面向里，脱下后置于医疗垃圾袋内；② 脱上衣：先脱袖子，再脱上衣，将污染面向里放入医疗垃圾袋内；③ 脱帽子：上提帽子使帽子脱离头部。

(3) 脱连体洁净服：① 拉开拉链，将拉链拉到底；② 脱衣服：先脱袖子，再由上向下边脱边卷，污染面向里；③ 脱帽子：上提帽子使帽子脱离头部，全部脱下后置于医疗垃圾袋内，如需重复使用，放入回收容器内，以便清洁消毒。

5. 正确戴无菌手套

(1) 分次取戴法：一只手掀起手套袋开口处，另一只手从开口处捏住一只手套的反折部分（手套内面）向前向上取出手套；一只手捏住手套的反折部分，另一只手对准五指戴上手套；用未戴手套的手掀起手套袋另一开口，以戴上手套的手四指并拢插入手套的反折内面（手套外面），向前向上取出手套，另一只手对准五指戴上手套；将两只手套的反折部分翻上套在工作服袖口外面；调整手套位置，双手对合交叉检查是否漏气。

(2) 一次性取戴法：两手同时掀起手套袋开口处，分别捏住两只手套的反折部分（手套内面）向前向上一次性取出两只手套；一只手捏住两只手套的反折部分，另一只手对准五指戴上手套；戴好手套的手指插入另一只手套的反折内面，另一只手对准五指戴上手套；将两只手套的反折部分翻上套在工作服袖口外面；调整手套位置，双手对合交叉检查是否漏气。

(3) 脱手套法：用戴着手套的手捏住另一只手套腕部外面，翻转脱下；再将脱下手套的手伸入另一只手套内，捏住内面边缘将手套向下翻转脱下。

6. 正确使用层流洁净台 水平层流洁净台可划分为 3 个区域。① 内区：最靠近高效过滤器的区域，距离高效过滤器 10~15 cm，为工作台台面最洁净的区域，适宜放置已打开的安瓿，已开包装的无菌物品，已经消过毒的小件物品；② 工作区：即洁净台的中央部位，离洁净台边缘 10~15 cm，所有的调配应当在此区域完成；③ 外区：从洁净台外沿向内 15~20 cm 的区域，可用来放置未经消毒的物品，及未拆除外包装的注射器和其他带外包装的物体（应尽量不放或少放)。

生物安全柜的安全区域:所有静脉用药调配必须在离工作台外沿 20 cm,内沿 8~10 cm,并离台面至少 10 cm 区域内进行;调配时前窗不可高过安全警戒线,否则操作区域内不能保证负压,可能会造成药物气雾外散,对工作人员造成伤害或污染洁净间。

7. 正确使用无菌棉签

(1) 无菌棉签开包前检查包装完整无破损,无漏气,在有效期内。

(2) 打开无菌棉签,取用时避免跨越无菌区。

(3) 拿取无菌棉签尾端,从外向内依次拿取,蘸取消毒液,不触及消毒液瓶口,且消毒液蘸取切勿过饱和。

(4) 蘸取消毒液后的无菌棉签棉絮一端稍下,避免棉絮端上翘使消毒液下流造成污染。

(5) 使用无菌棉签消毒时,以注射点为中心向外螺旋式旋转涂擦至边缘。

(6) 使用后的棉签放入医疗垃圾袋内。

(7) 开启后的无菌棉签应记录开启日期、时间并签名,24 h 内有效。

8. 正确使用无菌容器 常用的无菌容器有无菌罐、无菌盘。无菌容器内盛放棉球、纱布等。使用无菌容器的正确操作如下。① 查对:检查并核对无菌容器名称、灭菌日期、失效期、灭菌标识。② 开盖:取物时,打开容器盖,内面向上置于稳妥处或拿在手中。③ 取物:用无菌持物钳从无菌容器内夹取无菌物品。④ 关盖:取物后,立即将盖子盖严。⑤ 手持容器:手持无菌容器(如治疗碗)时,应托住容器底部。

9. 正确使用注射器和针头 调配前,选择合适型号的注射器和针头。打开包装前应检查包装有无破损,有无漏气,是否在有效期内等;打开包装后应检查注射器有无裂痕、漏气、异物等。

(1) 在调配输液时应根据抽吸量选择合适规格的注射器。

(2) 一次性注射器可以在台面外区打开,打开后的注射器应放置于内区。一般情况下,如无菌物品打开包装后 4 h 内未被污染则可以使用。

(3) 在使用注射器时应注意保护注射器无菌部位不被污染,如针尖、针栓、乳头、活塞体。手不可触及活塞体、针头等无菌部位。

(4) 旋转针头连接注射器,确保针尖斜面与注射器刻度处于同一方向,将注射器垂直放置于层流洁净台的内侧。

(5) 抽取药液时,注射器针尖斜面应当朝上,紧靠安瓿瓶颈口抽取药液,然后注入输液袋(瓶)中,轻轻摇匀。溶解粉针剂时,用注射器抽取适量静脉注射用溶媒,注入粉针剂的西林瓶内,必要时可轻轻摇动(或置振荡器上)助溶,全部溶解混匀后,用同一注射器抽出药液,注入输液袋(瓶)内,轻轻摇匀。

10. 正确消毒 输液瓶口、西林瓶胶塞、安瓿瓶颈、输液输注口等物体表面常使用 75% 乙醇或复合碘采用喷雾法或涂擦法消毒两遍,作用 3 min。涂擦法消毒输液瓶口、西林瓶胶塞时,用棉签蘸取消毒液后自中心部位由内向外逐一消毒,最后消毒边缘;消毒安瓿瓶颈时,用蘸有消毒液的棉签一侧消毒安瓿瓶颈,用棉签顶部消毒砂轮,在安瓿瓶颈部划一环形锯痕,用棉签另一侧擦拭锯痕后折断安瓿。喷雾法即将消毒液倒入喷壶内，直接喷雾于物体表面，喷洒时注意从上至下、从左到右，避免跨越无菌面，应注意喷雾法消毒不适用于工作台内。

11. 限制胶塞穿刺

(1) 促进合理用药，减少多品种配伍。

(2) 减少因操作不当造成的穿刺次数增加。

(3) 注意操作技巧，如注射器针头为单侧孔圆锥针头，宜以 90° 进针；如为斜面针头，需斜面朝下，以 45° 进针，这样可以减少胶塞碎屑的产生。

岗位对接

案例：一天，某 PIVAS 工作人员 A 带着朋友 B 进入 PIVAS 工作区域，并在工作区域内食用零食，请问 A 的做法是否正确？

分析：PIVAS 内部员工不可以在内部固定区域内进餐休息，如果在 PIVAS 内部设置休息室，工作人员仅可在内部休息室喝水。有条件的医院可以在 PIVAS 外设置休息室用于工作人员用餐。此外，非工作人员进入 PIVAS，需经过批准登记后进入，非工作人员不得进入洁净区，且进入人员应有计划地提前安排，进入人数上限也应根据洁净区域规模及工作量进行控制。

任务三 消毒灭菌

通常消毒灭菌方法可分为物理方法和化学方法，其中在 PIVAS 应用比较广泛的有紫外线、75% 乙醇、碘伏、含氯消毒剂等。在实际工作中，应选择合适的消毒灭菌方法，且同时做好岗位消毒记录工作。

一、物理灭菌法

物理灭菌法是利用物理因素如加热、射线等方法杀灭微生物。其优点为灭菌性能可靠、灭菌速度快且灭菌后无毒害物质残留。常用的有干热灭菌、湿热灭菌、紫外线灭菌、辐射灭菌等。下面主要介绍紫外线消毒灭菌。

紫外线消毒灭菌广泛应用于 PIVAS：一般操作台的消毒，一日两次，运行前和一日操作完毕后各 30 min；调配间空气的消毒，每日运行前和运行后各 30 min；此外，还可用于洁净服的消毒等。

(一) 影响紫外线消毒灭菌效果的因素

1. 微生物的种类及发育阶段。不同微生物对紫外线的敏感度不一样，繁殖体最敏感，细菌芽孢次之，真菌孢子最不敏感。

2. 紫外线穿透力较差，遇到障碍物，其照射强度明显减弱，当空气中含尘粒 800~900 个 /cm^3

时，只能透过 70%~80%，空气中水分含量也会影响其穿透力。紫外线在水中的穿透力随厚度增加而降低，同时受水中有机物及无机盐的影响，杀菌力减弱。

3. 照射强度与照射距离的平方成反比，因而杀菌效果随照射距离的增加很快减弱。

4. 与环境温、湿度密切相关。适宜的温度为 5~50℃，40℃时杀菌效果最好。适宜的湿度为 40%~60%，相对湿度越低，杀菌效果越好。

（二）紫外线使用注意事项

1. 紫外线灯管应定期用乙醇擦拭清洁，防止尘埃、油垢沉积，降低灯管的照射强度。

2. 应定时监测紫外线灯管照射强度，强度不达标时，应立即更换；一般紫外线灯管使用寿命不超过 1 000 h。

3. 计时应从灯亮起 5~7 min 开始，关灯后间隔 3~4 min 后才能再次开启或移动。

4. 紫外线灯消毒空气时，房间内应保持清洁干燥，减少尘埃和水雾，温度低于 20℃或高于 40℃，相对湿度大于 60% 时应适当延长照射时间。

5. 紫外线消毒物品表面时，距离应为 25~60 cm，应使物品表面受到紫外线的直接照射，并且应达到足够的照射剂量。

6. 紫外线光源不能照射到人体，以免引起损伤；操作人员开启紫外线灯时，需佩戴紫外线防护面罩，眼睛不得直视紫外线灯。紫外线灯开启后，人员不得停留在房间内；如果必须进入房间，需做好防护措施。

二、化学灭菌法

主要应用化学消毒剂进行消毒灭菌。化学消毒剂可渗透到微生物细胞内，引起微生物代谢障碍、蛋白质凝固变性、膜通透性改变，从而导致细胞破裂、溶解，达到杀灭微生物的目的。

（一）灭菌方法

1. 浸泡法　将物体完全浸泡在化学消毒剂中，在规定的浓度和时间内达到消毒灭菌作用，该法灭菌效果与被浸泡物品的性质、化学消毒剂的性质及浓度、浸泡时间等有关。

2. 喷雾法　利用喷雾器，使化学消毒剂在空气中呈气雾状态，湿透物体表面，在规定的浓度和时间内达到消毒灭菌作用。喷雾法可用于环境、地面、墙壁的消毒。

3. 擦拭法　用易溶于水、穿透性强、无显著刺激性的消毒剂擦拭物体表面，在规定的浓度下达到消毒灭菌作用。擦拭法常用于皮肤、地面、墙壁的消毒。

（二）使用注意事项

1. 严格控制化学消毒剂的有效浓度、消毒时间和方法。

2. 根据需杀灭的微生物的特性及被消毒物品的特性选择合适的化学消毒剂。

3. 被消毒物品需洗净，去除油脂等。浸泡时物品的轴节要分开，管道内需灌满药液，浸没在化学消毒剂中并严密加盖。

4. 部分不稳定的化学消毒剂需现配现用。调配容器要清洁，需经灭菌处理。

5. 为避免因吸附消毒剂，降低消毒效果，使用化学消毒剂时不能放置纱布、棉花等物品，同时注意避免化学消毒剂与其拮抗剂接触而失效。

6. 浸泡时中途若添加新物品，需重新计算时间。浸泡过的物品在使用前需用蒸馏水或无菌生理盐水冲洗，以防化学消毒剂残留损害操作者健康。

7. 化学消毒剂应贮存在无菌密闭容器中，定期检测其效价。

（三）常用的化学消毒剂

化学消毒剂种类繁多，杀菌效果差异明显。消毒剂根据杀毒作用强弱分为灭菌剂，高效、中效和低效消毒剂。

常用的化学消毒剂有戊二醛溶液、过氧乙酸溶液、70%~75% 乙醇溶液、0.1%~0.2% 苯扎溴铵溶液（新洁而灭）、含氯消毒剂（如漂白粉等）、碘伏等。

1. 戊二醛（2%）溶液　属高效消毒剂，具有广谱、高效、低毒、对金属腐蚀性小、受有机物影响小、稳定性好、在有效浓度下刺激性小、腐蚀性低、安全低毒等特点，适用于医疗器械和不耐热的精密仪器的消毒与灭菌。

使用方法：① 灭菌处理：采用浸泡法，将清洗、晾干待灭菌处理的物品浸入 2% 戊二醛溶液中，加盖，浸泡 10 h，无菌操作取出，用灭菌水冲洗干净。② 消毒处理：A. 浸泡法。将待消毒的物品浸入 2% 戊二醛溶液中，加盖。一般为细菌繁殖体污染，浸泡 10 min；肝炎病毒污染浸泡 30 min；取出后用灭菌蒸馏水冲洗干净并擦干。B. 擦拭法。用 2% 的戊二醛溶液擦拭被细菌繁殖体污染的表面，消毒作用 10 min；被肝炎病毒污染的表面，消毒作用 30 min。

注意事项：① 2% 酸性戊二醛溶液对金属有腐蚀性；2% 中性戊二醛溶液对手术刀片等碳钢制品有腐蚀性，因此使用前应先加入 0.5% 亚硝酸钠防锈。② 戊二醛杀菌效果受 pH 影响大，用酸性或强化酸性戊二醛浸泡医疗器械时，应先用 0.3% 碳酸氢钠调 pH 至 7.5~8.8。pH 超过 9.0 时，戊二醛溶液迅速聚合则失去杀菌能力。③ 2% 碱性戊二醛溶液室温只可保存 2 周，其余剂型可保存 4 周。④ 戊二醛对皮肤黏膜有刺激性，接触溶液时应戴手套，防止溅入眼内或吸入体内。⑤ 调配戊二醛溶液要用蒸馏水，盛放戊二醛溶液的容器要干净。⑥ 用戊二醛溶液消毒或灭菌后的器械一定要用灭菌蒸馏水充分冲洗后再使用。

2. 过氧乙酸［16%~20%（V/V）］溶液　过氧乙酸又称过醋酸，它是目前所有化学消毒剂中比较突出的一种消毒剂，属高效消毒剂。过氧乙酸通过强大的氧化作用使酶失去活性，造成微生物死亡，还可通过改变细胞内的 pH，而损伤微生物。过氧乙酸可用于低温消毒，具有高效广谱、毒性低、杀菌快速彻底、效果可靠、消毒后物品上无残余毒性、分解产物对人体无害、合成工艺简单、价格低廉等优点，便于推广应用，适用于耐腐蚀物品、环境、皮肤等的消毒与灭菌。

使用方法：① 浸泡法。将待消毒或灭菌物品放入过氧乙酸溶液中，加盖。细菌繁殖体用 0.1%（1 000 mg/L）过氧乙酸溶液浸泡 15 min。肝炎病毒、结核杆菌用 0.5%（1 500 mg/L）过氧乙酸溶液浸泡 30 min。细菌芽孢用 1%（10 000 mg/L）过氧乙酸溶液消毒 5 min，灭菌 30 min。诊疗用品或器材，用无菌蒸馏水冲洗干净并擦干后使用。② 擦拭法。用于大件物品，用法同浸泡法。③ 喷洒法。对一般污染表面的消毒用0.2%~0.4%(2 000~4 000 mg/L)过氧乙酸溶液喷洒作用30~60 min。肝炎病毒和结核杆菌的污染用0.5%(5 000 mg/L)过氧乙酸溶液喷洒作用30~60 min。

注意事项:① 贮存于通风阴凉处,用前应测定有效含量,根据测定结果调配消毒溶液。原液低于12%禁用。② 稀释液临用前调配。③ 调配溶液时忌与碱或有机物相混合。④ 对金属制品与织物浸泡消毒后,应及时用清水冲洗干净。⑤ 防止溅入眼内或皮肤黏膜上,一旦溅上,及时用清水冲洗。⑥ 消毒被血液、脓液等污染的物品时,需适当延长作用时间。

3. 乙醇[70%~75%(V/V)]溶液 属中效消毒剂,目前医院使用很普遍。醇类消毒剂杀灭微生物依靠三种作用:① 破坏蛋白质的肽键,使之变性。② 侵入菌体细胞,解脱蛋白质表面的水膜,使之失去活性,引起微生物新陈代谢障碍。③ 溶菌作用。该法具有中效、速效、无毒,对皮肤黏膜有刺激性,对金属无腐蚀性,受有机物影响很大,易挥发,不稳定等特点,用于皮肤、药品瓶身、操作台、传递窗及不锈钢设备的表面消毒。

使用方法:常用消毒方法有浸泡法和擦拭法。① 浸泡法:将待消毒的物品放入装有乙醇溶液的容器中,加盖。对细菌繁殖体污染医疗器械等物品的消毒,用70%乙醇溶液浸泡10 min以上;对外科洗手消毒,用75%乙醇溶液浸泡5 min。② 擦拭法:对皮肤的消毒,用75%乙醇棉球擦拭。

注意事项:① 应置有盖容器中保存,并及时更换。② 勿用于手术器械的消毒灭菌。③ 勿用于涂有醇溶性涂料表面的消毒。④ 浸泡消毒时,物品勿带过多水分。⑤ 勿用于被血、脓、粪便等有机物污染表面的消毒。⑥ 物品消毒前,应将表面黏附的有机物清除。⑦ 必须使用医用乙醇,严禁使用工业乙醇和以其作为原材料调配消毒剂。

4. 新洁尔灭 属季铵盐类消毒剂,它是一种阳离子表面活性剂,属低效消毒剂。该消毒剂的杀菌作用机制主要有:① 改变细胞的渗透性,使细菌破裂。② 使蛋白质变性。③ 抑制细菌体内某些酶,使之失去活性。④ 因其有良好的表面活性,故可高浓度聚集于菌体表面,影响细胞的新陈代谢。新洁尔灭对化脓性细菌、肠道菌及部分病毒有一定的杀灭能力;对结核杆菌、真菌的杀灭效果不好;对细菌芽孢仅能起抑制作用。新洁尔灭适用于皮肤、黏膜的消毒及细菌繁殖体污染的消毒。

使用方法:① 消毒污染物品:可用0.1%~0.5%浓度的溶液喷洒、浸泡或擦拭,作用10~60 min。如水质过硬,可将浓度提高1~2倍。② 消毒皮肤:可用0.1%~0.5%的溶液涂抹、浸泡。③ 消毒黏膜:可用0.02%的溶液浸洗或冲洗。

注意事项:① 新洁尔灭为低效消毒剂,易被微生物污染。外科洗手液必须是新鲜的。每次更换时,盛器必须进行灭菌处理。用于消毒其他物品的溶液,最好随用随配,放置时间一般不超过2天。使用次数较多,或发现溶液变黄、浑浊及产生沉淀时,应随即更换。② 待消毒物品或皮肤表面粘有拮抗物质时,应清洗后再消毒。不可与肥皂或其他阴离子洗涤剂同用,也不可与碘或过氧化物等消毒剂合用。③ 调配水溶液时,应尽量避免产生泡沫,因泡沫中药物浓度比溶液中高,影响药物的均匀分布。④ 因本药不能杀灭结核杆菌和细菌芽孢,故不能作为灭菌剂使用，亦不能作为无菌器械保存液。⑤ 消毒带有机物的物品时，要加大消毒剂的浓度或延长作用的时间。

5. 含氯消毒剂　高效、广谱、速效、低毒或无毒，对金属有腐蚀性，对织物有漂白作用，受有机物影响大，粉剂稳定而水剂不稳定。用于环境、水、地面等消毒。注意事项：① 阴凉处避光、防潮、密封保存，水剂应于阴凉处避光密闭保存。② 现用现配。③ 调配时应戴口罩、橡胶手套。④ 若未加防锈剂，则对金属有腐蚀性，加防锈剂消毒后应用无菌水冲洗干净，擦干后使用。⑤ 不适用于有色织物的消毒。⑥ 若存在大量有机物，则应提高使用浓度或延长作用时间。⑦ 用于污水时，应根据污水中还原性物质含量适当增加浓度。例如，5% 次氯酸钠为强碱性溶液。地面消毒用 1% 溶液，调配方法为：取 5% 次氯酸钠溶液 200 ml，加蒸馏水至 1 000 ml 摇匀即可。本溶液须在使用前新鲜调配。处理（分装）高浓度（如 5%）次氯酸钠溶液时，必须戴厚口罩和防护手套。

课堂讨论

含氯消毒剂对环境有腐蚀性，并且对人员的身体有一定的损害，是否可以建议洁净区取消含氯消毒剂的使用？

解析：含氯消毒剂属于高效消毒剂，其杀灭微生物的能力与其有效氯含量成正比，是目前应用比较广泛的消毒剂，虽然对金属有腐蚀性，但加入防锈剂的含氯消毒剂仍然可以用于金属器械消毒，因此不建议取消。

6. 碘伏　中效、速效、低毒。对皮肤黏膜无刺激性、无黄染。对铜铝碳钢等二价金属有腐蚀性，受有机物影响很大，稳定性好。碘伏用于皮肤黏膜消毒。

考点提示

PIVAS 常用化学消毒剂的用途。

（四）化学消毒剂的使用原则

1. 合理使用，能不用时则不用，必须用时则尽量少用，能采用物理方法消毒灭菌的，尽量不使用化学消毒灭菌法。

2. 根据物品的性能和各种微生物的特性选择合适的消毒剂。

3. 严格掌握消毒剂的有效浓度、消毒时间及使用方法。

4. 消毒剂应定期更换，易挥发的要加盖，并定期检测，调整浓度。

5. 待消毒的物品必须先洗净、擦干。

6. 消毒剂中不能放置纱布、棉花等物，以防降低消毒效力。

7. 消毒后的物品在使用前须用无菌生理盐水冲净，以避免消毒剂刺激人体组织。

8. 应熟悉消毒剂的毒副作用，做好工作人员的防护。

思考题

1. 常用的消毒灭菌方法有哪些？
2. 消毒剂的使用方法及注意事项有哪些？

项目三在线测试

（穆殿平　安 芸）

项目四

PIVAS 标准操作规程

学习目标

- 掌握 PIVAS 审方的基本原则与工作流程，混合调配的基本原则与操作流程，成品核对要点及流程，洁净监测的要求。
- 熟悉 PIVAS 贴签摆药、核对的基本原则；具备 PIVAS 清场、清洁、消毒及成品核对的能力。
- 了解 PIVAS 标准操作规程中的管理模式。

思维导图

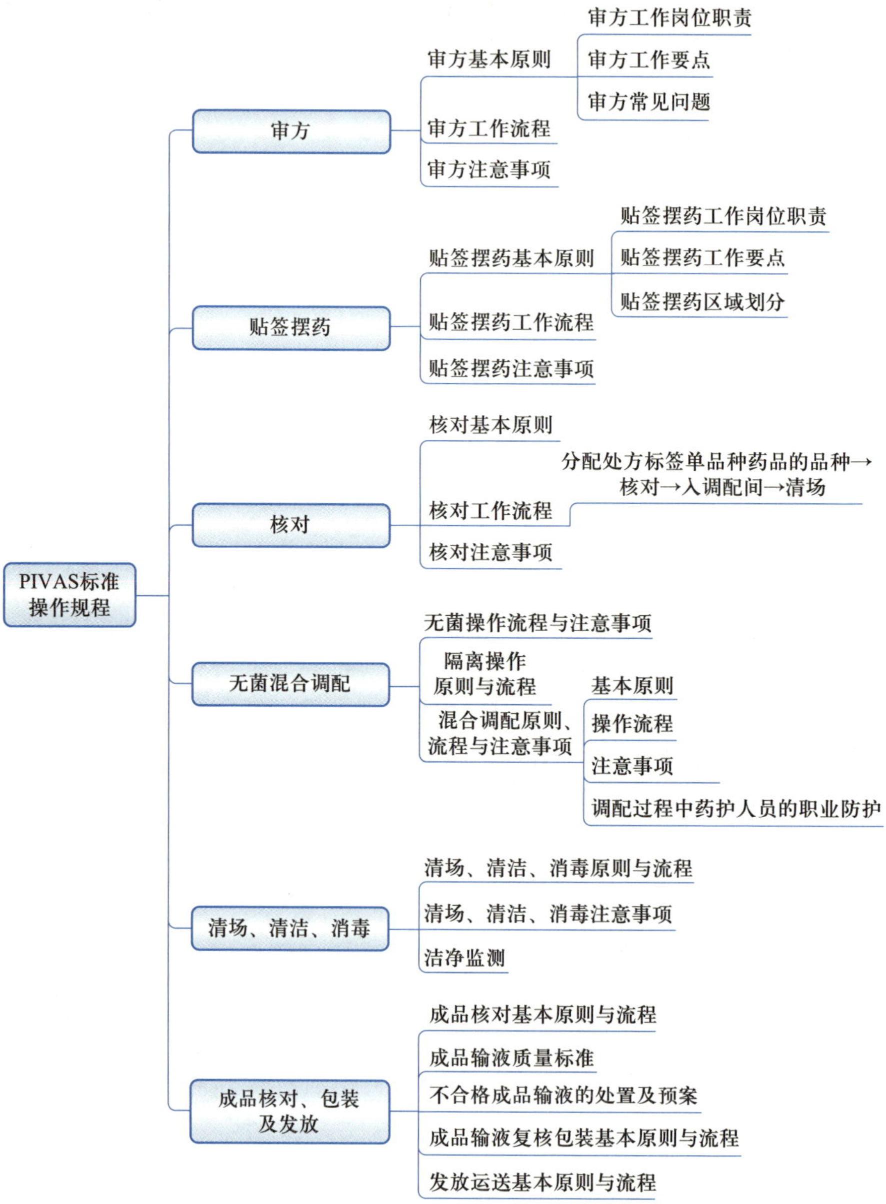

标准操作规程(standard operating procedure,SOP),指为有效实施和完成某一项工作或工作环节而拟订的操作标准和详细的书面规程,属于质量管理文件的范畴,通常是经过批准具有规范性和统一性的操作指令。PIVAS 的工作涉及审方、贴签、摆药、核对、配置、成品核对及发放等多个环节和多个操作人员,需要制定严格的操作规程,明确各岗位责任,使各环节相互联系,有分工有合作,整个工作顺利进行,在保证调配成品质量和工作效率的同时,有利于管理。

为加强医疗机构药事管理,规范临床静脉用药集中调配,提高静脉用药质量,促进静脉用药合理使用,保障静脉用药安全,原卫生部根据《中华人民共和国药品管理法》和《处方管理办法》,制定了《静脉用药集中调配质量管理规范》,于 2010 年 4 月 20 日印发,其中明确规定了凡采用集中调配模式的应当严格执行《静脉用药集中调配操作规程》。为提高工作质量和效率,避免差错,每个医院应结合各自医院的实际情况和药学技术上的要求,对本套标准操作规程在目录和内容上进行必要的修改,形成适合各自医院的标准操作规程。

PIVAS 工作流程为:临床医师开具静脉输液治疗处方或用药医嘱→用药医嘱信息传递→药师审核→打印标签→贴签摆药→核对→混合调配→成品输液核对→成品输液包装→分病区放置于密闭容器中、加锁或封条→由工人送至病区→病区药疗护士开锁(或开封)核对签收→给患者用药前护士再次与病历用药医嘱核对→给患者静脉输注用药。

任务一 审 方

一、审方基本原则

(一) 审方工作岗位职责

审方岗位主要包括输液适宜性和合理性审查、输液医嘱回顾性总结分析、与临床共同研讨安全用药方案、差错统计分析与药品不良反应上报等工作。审方药师要求具有药学专业本科以上学历、5 年以上参与临床药物治疗或者药品调剂工作经验,具有药师以上专业技术职务任职资格,有强烈事业心与责任心。通过药师对医嘱进行审核,可最大限度地减少不合理用药情况的发生。

(二) 审方工作要点

负责处方或用药医嘱审核的药师逐一审核患者静脉输液处方或医嘱,确认其正确性、合理性与完整性。对处方或用药医嘱存在错误的,应当及时与处方医师联系,请其调整。因病情需要的超剂量等特殊用药,医师应当再次签名确认。对用药错误或者不能保证成品输液质量的处方或医嘱应当拒绝调配。

静脉用药医嘱接收信息包括:病区、床位号、患者姓名、性别、年龄、住院号、药品名称、规格和剂量、用药频率、执行时间、医师姓名等。审核医嘱时应对药品适应证、用法用量、配伍禁忌、相互作用、溶媒选择等进行适宜性审核。审方依据包括药品说明书、临床药物手册、注射剂配伍表、指南与文献、审核软件等。

(三) 审方常见问题

常见不合理医嘱类型及审核关注点主要有药用辅料、输液成品稳定性、输注过程中避光、输液袋、输注时间及滴速对静脉用药疗效及不良反应的影响,以及抗肿瘤相关不适宜、全肠外营养液相关不适宜等。

1. 溶媒的选择 临床上常用的溶媒主要有 5% 或 10% 葡萄糖注射液、0.9% 氯化钠注射液、5% 葡萄糖氯化钠注射液、复方氯化钠注射液,这些液体的 pH 有很大差别(表 4-1)。溶媒的种类、pH、溶解度、澄明度、颜色的改变都可能会引起不良反应。根据药物理化性质的不同,说明书中规定了不同溶媒的选用。此外，中药注射剂成分较复杂，有些大分子物质难以剔除干净，所以在输注时应该按照其理化性质特点选用溶媒。一般而言，中药注射剂选用葡萄糖溶液(GS)作为溶媒较为适宜。因为 0.9% 氯化钠溶液(NS)中的电解质会降低蛋白质的溶解度，使蛋白质凝聚而从溶液中析出，即盐析作用，这种作用会增加输液中不溶性微粒的数量，尤其是当溶液呈酸性时盐析作用表现得更为明显，进而可能引发不良反应。因此，使用中药注射剂时应严格按照说明书规定的溶媒及溶媒量配制，减少不稳定因素，确保用药安全有效(表 4-2~ 表 4-4)。

表 4-1 临床常用溶媒 pH 特点

品名	pH 范围	备注
5% 葡萄糖注射液、10% 葡萄糖注射液	3.2~5.5	临床上所用的葡萄糖注射液为防变色，pH 调为 3.8~4.0
5% 葡萄糖氯化钠注射液	3.5~5.0	—
0.9% 氯化钠注射液	4.5~7.0	—
复方氯化钠注射液	4.5~7.5	含钙离子
乳酸钠林格注射液	6.0~6.5	含钙离子
复方乳酸钠葡萄糖注射液	3.6~6.5	—
灭菌注射用水	5.0~7.0	—

表 4-2 常见药物对载体的要求

药物名称	输液载体要求
头孢曲松	禁与含钙离子配伍
多烯磷脂酰胆碱	禁与电解质溶液配伍
紫杉醇	禁用含氯输液袋
环磷酰胺	氯化钠注射液 2~3 h 稳定
吉西他滨	氯化钠注射液
蔗糖铁	仅用氯化钠注射液
多巴胺	不宜用氯化钠注射液稀释
呋塞米	不宜用葡萄糖注射液稀释
氨茶碱	宜用 5% 葡萄糖注射液

表 4-3 不宜用葡萄糖注射液作为溶媒的药物

类别	药物名称	原因
抗菌药物	青霉素钠、头孢硫脒、头孢地嗪(高德)、卡泊芬净(科赛斯)	β- 内酰胺环在水溶液中除发生降解反应外，还发生聚合反应，生成致敏性的聚合物，溶液的 pH 呈酸性会加速反应。例如：青霉素 G 混合于 pH 4.5 的溶液中 4 h 损失 10% 的效价，而在 pH 3.6 的溶液中 4 h 损失 40% 的效价；阿莫西林克拉维酸钾在葡萄糖注射液中的稳定时间只有 2 h，溶解后溶液即发生变色，且颜色变化与温度和时间成正比
	阿莫西林克拉维酸钾(君尔清)	

续表

类别	药物名称	原因
抗肿瘤药物	依托泊苷	在 5% 葡萄糖注射液中不稳定，可形成微粒沉淀
	表柔比星（法玛新）	降解速度加快
	羟喜树碱	忌与酸性溶液配伍
	其他：磷酸氟达拉滨（福达华）、（重）酒石酸长春瑞滨（盖诺 / 诺维本）、吉西他滨（泽菲 / 健择）、培美曲塞二钠（力比泰）、环磷酰胺、异环磷酰胺、丝裂霉素、柔红霉素（万乐）	
其他药物	依达拉奉（必存）	与含有糖分的输液混合可使依达拉奉的浓度降低
	奥美拉唑（洛赛克）	奥美拉唑在酸性环境中会迅速降解，液体颜色发生改变，随介质 pH 升高，其稳定性增加
	其他：重组白细胞介素 -2（赛迪恩）、卡络磺钠、血凝酶（巴曲亭）、肝素钠、垂体后叶素、复方骨肽、蔗糖铁、巴曲酶（东菱曲芙）、醋酸奥曲肽（善宁）	

表 4-4　不宜用氯化钠注射液作为溶媒的药物

类别	品名	原因
抗肿瘤药物	紫杉醇脂质体（力朴素）	发生脂质体聚集
	多柔比星脂质体	产生沉淀
	洛铂	增加降解
	其他：卡铂、奥沙利铂（乐沙定 / 艾恒）、盐酸吡柔比星、左旋门冬酰胺酶、高三尖杉酯碱、新福菌素等	
其他药物	多烯磷脂酰胆碱（易善复 / 天兴）	严禁用电解质溶液（生理氯化钠溶液、林格液等）稀释
	其他：谷氨酸钠、地塞米松、二丁酰环磷腺苷钙（力素）、硝普钠、细辛脑注射液、参附注射液、舒肝宁注射液、丙泊酚（得普利麻）、氨茶碱、盐酸胺碘酮（可达龙）、门冬氨酸钾镁（潘南金）、三磷酸腺苷氨酸钾镁（艾诺吉）、复合辅酶（贝科能）、脱氧核糖核酸、胞磷胆碱、异甘草酸镁注射液（天晴甘美）、甘草酸二铵注射液（甘利钦）	

2. 溶媒量的控制　有些药物说明书明确规定了调配溶媒量，应严格根据要求进行调配；还有些药物说明书未直接规定溶媒量，而是对调配后最终浓度、输注时间等做出要求，应进行换算后根据所需溶媒量调配。对调配后最终浓度及输注时间有特殊要求的药物，在正常的滴速下，要维持一定的滴注时间，就必须对溶媒量有一定的限定；审方时应注意药物的给药浓度、滴注时间与溶媒量之间的关系，见表 4-5、表 4-6。

表 4-5　常用静脉用药物终浓度

类别	药物名称	要求最终浓度
抗感染药物	注射用伏立康唑	2~5 mg/ml
	注射用盐酸头孢吡肟（马斯平）	≤ 40 mg/ml
	利巴韦林注射液	1 mg/ml
	注射用阿奇霉素枸橼酸二氢钠（那琦）	1~2 mg/ml
	注射用阿昔洛韦	≤ 7 mg/ml
	注射用氨苄西林钠	≤ 30 mg/ml

续表

类别	药物名称	要求最终浓度
抗感染药物	注射用克林霉素磷酸酯（益君定）	≤ 6 mg/ml
	硫酸庆大霉素注射液	≤ 0.1%
	注射用头孢他啶	20 mg/ml
抗肿瘤药物	注射用盐酸表柔比星（法玛新）	≤ 2 mg/ml
	紫杉醇注射液（安泰素）	0.3~1.2 mg/ml
	依托泊苷注射液	≤ 0.25 mg/ml
	多西他赛注射液（多帕菲 / 泰索帝）	≤ 0.74 mg/ml
	利妥昔单抗注射液（美罗华）	1 mg/ml
其他药物	N(2)-L- 丙氨酰谷氨酸注射液（超肽）	稀释 5 倍以上
	丙泊酚注射液（得普利麻）	≤ 2 mg/ml
	复合碳酸氢钾	稀释 200 倍以上
	盐酸尼卡地平注射液（佩尔）	0.1~0.2 mg/ml
	多种微量元素注射液（Ⅱ）（安达美）	稀释 50 倍
	细辛脑注射液	0.01%~0.02%
	门冬氨酸鸟氨酸注射液（雅博司）	≤ 6 支 /500 ml
	盐酸胺碘酮注射液（可达龙）	≥ 2 支 /500 ml

表 4-6 常用静脉用药物滴注时间

药物名称	滴注时间
多西他赛注射液（多帕菲 / 泰索帝）	1 h
注射用奥沙利铂（艾恒 / 乐沙定）	2~6 h
注射用盐酸吉西他滨（泽菲 / 健择）	≤ 30 min
注射用盐酸伊立替康（开普拓 / 艾力）	30~90 min
（重）酒石酸长春瑞滨（盖诺 / 诺维本）	15~20 min
磷酸氟达拉滨（福达华）	30 min 左右
米托蒽醌	≥ 30 min
高三尖杉酯碱注射液	≥ 3 h
长春地辛（西艾克）	6~12 h
紫杉醇脂质体（力朴素）	3 h

课堂讨论

某院外科某医嘱：多西他赛注射液 140 mg + 生理盐水 500 ml，多西他赛注射液的调配要求是浓度≤ 0.74 mg/ml，滴注 1 h。请分析医嘱是否合理，并说明原因。

3. 药物间配伍变化　近年来，由于药物品种不断增多，临床输注两种液体的情况多见，不合理的用药会引起药物配伍变化，降低药物疗效，影响用药安全，严重者会出现药物不良反应，危及患者的身体健康，审核处方时应特别关注。例如，头孢曲松可与钙离子生成头孢曲松钙沉淀，因此不宜与含有钙离子的药物配伍，医嘱审核时要注意。10% 葡萄糖注射液 500 ml+ 维生素 C 2 g+ 氯化钾 10 ml+ 胰岛素 12 IU，维生素 C 在体内脱氢，可形成可逆的氧化还原系统，使胰岛素失活，导致血糖升高。又如，0.9% 氯化钠注射液 + 维生素 C+ 维生素 K_1，在药理作用上具有协同作用，从理化性质分析可发生氧化还原反应导致维生素 K_1 药效下降，因此不能配伍使用。同时，中药注射剂的配伍也是药师应关注的问题（表 4–7）。

表 4–7　中药注射剂的配伍问题

药物名称	规格	推荐溶媒	推荐浓度
灯盏细辛注射液	10 ml/ 支	0.9% 氯化钠注射液	一次 20~40 ml，用 250~500 ml 溶媒稀释
香丹注射液	10 ml/ 支	5%~10% 葡萄糖注射液	一次 1~2 支，用 250~500 ml 溶媒稀释
生脉注射液	10 ml/ 支	5% 葡萄糖注射液	一次 1~3 支，用 250~500 ml 溶媒稀释
艾迪注射液	10 ml/ 支	0.9% 氯化钠注射液或 5%~10% 葡萄糖注射液	一次 5~10 支，用 400~450 ml 溶媒稀释

4. 用法与用量　静脉用药途径有推注与滴注之分，静脉推注即用注射器将少量或单一种类药品通过静脉注射给药，有别于静脉滴注。常见静脉推注的药品主要有地西泮注射液、盐酸氨溴索注射液、帕洛诺司琼注射液、注射用硫酸长春地辛、注射用达卡巴嗪、注射用洛铂等。不宜静脉推注的药品如阿米卡星、庆大霉素等氨基糖苷类，林可霉素类，克林霉素类直接静脉推注会抑制呼吸；万古霉素、头孢唑林静脉推注易导致肾损伤；乳糖酸红霉素静脉推注易导致心律不齐。只能静脉滴注的药品有：左亚叶酸钙、甘氨双唑钠、注射用紫杉醇（白蛋白结合型）、吉西他滨、注射用阿莫西林克拉维酸钾、卡铂、奥沙利铂、高三尖杉酯碱、紫杉醇脂质体、炎琥宁注射液等。

审方时还应考虑给药剂量是否合理。给药剂量过小，难以达到预期的治疗效果，容易产生耐药性；给药剂量过大则会增加不良反应发生率，甚至引起中毒，严重者可致死。药师在审方时除了参考常规用药剂量，还需考虑患者年龄、肝肾功能及所患疾病等情况，确定医嘱是否合理。例如，注意患者肝肾功能对给药剂量的影响，七叶皂苷钠不超过 20 mg/d，否则会增加肾损害风险；注射用万古霉素应根据肌酐清除率进行调整；抗菌药物根据患者感染部位及严重程度等因素确定给药剂量等。

5. 给药频次 临床上给药频次主要依据药物代谢动力学特征，可直接影响药物对疾病的治疗效果，合理的给药频次是维持血药浓度稳定、保证药物有效而无毒的必要条件。对于半衰期短的药物，给药次数相应增加；对于消除慢、毒性大的药物，应规定每天的用量和疗程；当患者肝肾功能减低时，应减少给药次数，防止蓄积中毒。

注射用哌拉西林钠他唑巴坦钠、注射用硫酸头孢匹罗、注射用头孢呋辛钠、注射用头孢他啶、注射用青霉素钠、注射用头孢西丁钠、注射用克林霉素磷酸酯、注射用头孢哌酮钠舒巴坦钠、注射用拉氧头孢钠、注射用头孢唑肟钠，上述药物属于时间依赖型抗菌药物，半衰期较短；此类药物 24 h 内，血药浓度高于最低抑菌浓度（MIC）的时间应在 50% 以上，需多次给药。若一次集中给予一天的剂量，药物将不能发挥应有的治疗效果，还会增加不良反应，且容易产生耐药性。此外还应注意浓度依赖型抗菌药物的给药频次，如氨基糖苷类、氟喹诺酮类等。

6. 其他医嘱错误 在审核医嘱过程中，还会出现很多医嘱错误的现象，例如抗菌药物批号写错、下医嘱时将常规剂量 2 g 写成 20 g、一组液体未开在一组内、少开溶媒等，诸如此类的医嘱错误也需要审方药师第一时间与临床进行沟通修改。

课堂讨论

医嘱 1：注射用艾司奥美拉唑钠 40 mg+0.9% 氯化钠注射液 100 ml，每天 3 次。

医嘱 2：盐酸托烷司琼注射液 5 mg+0.9% 氯化钠注射液 100 ml，每天 2 次。

医嘱 3：依达拉奉注射液 30 mg+0.9% 氯化钠注射液 100 ml，每天 1 次。

试分析上述医嘱存在的问题。

二、审方工作流程

审方作为整个 PIVAS 的核心部分，其岗位要求工作人员必须做到严肃、严谨、认真及具有扎实、丰富的药理知识和临床经验；还要具有很强的沟通能力、理解能力和应急能力。

负责处方或用药医嘱审核的药师逐一审核患者静脉输液处方或医嘱，确认其正确性、合理性与完整性，主要包括以下内容。

1. 形式审查。处方或用药医嘱内容应当符合《处方管理办法》《病例书写基本规范》的有关规定，书写正确、完整、清晰，无遗漏信息。

2. 分析鉴别临床诊断与所选用药品的相符性。

3. 确认遴选药品品种、规格、给药途径、用法、用量的正确性与适宜性，防止重复给药。

4. 确认静脉用药配伍的适宜性，分析药物的相容性与稳定性。

5. 确认选用溶媒的适宜性。

6. 确认静脉用药与包装材料的适宜性。

7. 确认药物皮试结果和药物严重或者特殊不良反应等重要信息。

8. 需与医师进一步核实的任何疑点或未确定的内容。

虚拟仿真资源：审方

知识拓展

输液标签

输液标签等同于处方，具有法律效力，其内容应与临床医师原医嘱一致，标签应字迹清晰，数据正确完整，大小合适，符合《处方管理办法》的相关规定。标签的内容包括以下几方面。

1. 前记，包括医院全称、PIVAS 名称。

2. 患者的住院信息，包括患者姓名、年龄、性别、病区、床号、住院号、用药日期、用药时间、用药频率、条码。

3. 患者的用药信息，包括药品名称、厂家、规格、用量、数量、非整支(瓶)用量标记及特殊提示(如皮试、高危、避光、冷藏、滴速等)。

4. 各环节工作人员签名，以及输液标签页数。

按规定应当做过敏性试验或者某些特殊性质药品的输液标签，有明显标识。

三、审方注意事项

(一) 注意事项

处方审核的质量及输液批次的分配也是关系到患者能否安全、合理、及时用药的关键，所以审方人员应时刻保持头脑清醒、思路清晰，将不合格、不合理的处方及时反馈给临床医护人员，并督促修改，以免影响患者用药。

视频：审方人员与病区医护人员常见沟通问题包括哪些？

1. 应严格遵循"四查十对"原则进行医嘱处方的审核。

2. 确认医嘱信息时，若患者因病情需要转科，审方人员确认医嘱信息后，应从新转入科室打印处方标签。

3. 确认退药信息时，判断是否为正常范围内退药，否则不予确认。

4. 打印领/退药标签时要仔细核对首、尾页，避免缺失，打印完毕要及时关闭操作页面，以免耽误他人工作；打印过程中需要更换色带、纸张时应两人认真核对前后打印数目，确保准确无误，并将更换色带，打印纸的科室、床号写在"PIVAS 病区医嘱接收统计表"上。

(二) 常见案例

1. 给药剂量不合理

(1) 抗菌药物剂量不合理：① 医嘱中 65 岁以上患者注射用头孢他啶每天总剂量为 4 g，而说明书中规定该年龄段患者每天剂量不能超过 3 g。② 医嘱中为盐酸莫西沙星注射液(0.4 g/支)，每次 4 支，每天 1 次，而说明书中规定其剂量不得超过每天 0.4 g。③ 医嘱中为盐酸左氧氟沙星注射液(0.1 g/支)，每次 4 支，每天 2 次，而说明书中规定其一般剂量为每天 0.4 g，最大剂量为每天0.6 g，分2次使用。④ 医嘱中为注射用头孢美唑钠（0.5 g/支），每次3支，每天2次，而说明书中规定剂量为每天1~2 g，分2次使用。⑤ 医嘱中为注射用头孢唑肟钠（0.75 g/支），每次1支，而说明书中建议成人用量为每次1~2 g。

（2）其他种类药物剂量不合理：① 医嘱中为前列地尔注射液（10 μg/支），每次2支，每天1次，而说明书中规定每天最大剂量不超过10 μg。② 医嘱中为天麻素注射液（0.2 g/支），每次2支，每天1次，而说明书中规定剂量为每天0.6 g。③ 医嘱中为注射用丁二磺酸腺苷蛋氨酸（0.5 g/支），每次4支，每天1次，而说明书中规定剂量为每天0.5~1.0 g。④ 医嘱中为马来酸桂哌齐特注射液（80 mg/支），每次3支，每天1次，而说明书中常规剂量为每天80 mg。

2. 溶媒体积过大　溶媒体积过大会导致溶液pH发生明显变化，使一些不稳定药物分解，同时药物浓度降低，可导致疗效降低。如果药物需在15~30 min内输注完成，建议溶媒量不超过100 ml。① 医嘱：蔗糖铁注射液100 mg+0.9%氯化钠注射液250 ml，每天1次。分析：100 mg蔗糖铁注射液最多稀释至0.9%氯化钠注射液100 ml中，为保证药液稳定性，不能配成浓度更低的药液。② 医嘱：注射用甲磺酸法舒地尔35 mg+0.9%氯化钠注射液250 ml，每天2次。分析：注射用甲磺酸法舒地尔的半衰期为16 min，体内清除快，需要静脉滴注时间为30 min。因此，需要采用50~100 ml的溶媒。③ 医嘱：注射用兰索拉唑30 mg+0.9%氯化钠注射液250 ml，每天2次。分析：说明书规定注射用兰索拉唑30 mg需溶解于0.9%氯化钠注射液100 ml中，如果药液浓度过低，会导致药物稳定性下降，容易分解。

3. 配伍禁忌　医嘱：维生素B_6注射液1 ml+注射用盐酸氨溴索30 mg+0.9%氯化钠注射液250 ml，每天2次。分析：注射用盐酸氨溴索不能与其他药物混合，混合后会发生理化反应，出现白色浑浊、沉淀等，发生输液危险。

实训一　医嘱的接收和审核操作

一、实训目标

1. 掌握医嘱的结构和内容。
2. 熟悉处方制度。
3. 学会医嘱信息的审核。

二、实训内容

1. 打开计算机，接收病区医嘱。
2. 审核医嘱。

（1）审核医嘱是否完整，包括病区、床号、住院号、患者姓名和年龄及入院诊断等。

（2）审核药品的名称、规格等是否正确。

(3) 审核处方药品的剂量、用法和配伍是否合理。

3. 如处方有问题，及时联系处方医师并协同解决，做好不合理医嘱干预记录(表 4–8)，但不得擅自修改医嘱。

表 4–8 不合理医嘱干预记录

<table>
<tr><td>日期</td><td colspan="2"></td><td>科室</td><td colspan="2"></td><td>患者住院号</td><td></td></tr>
<tr><td>不合理
医嘱信息</td><td colspan="7"></td></tr>
<tr><td>原因分析</td><td colspan="7"></td></tr>
<tr><td rowspan="2">错误分类</td><td>溶媒选择错误</td><td></td><td colspan="2">药品浓度不适宜</td><td></td><td>用法用量错误</td><td></td></tr>
<tr><td>药品录入错误</td><td></td><td colspan="2">药物配伍不适宜</td><td></td><td>全肠外营养液
组分不合理</td><td></td></tr>
<tr><td>干预过程(措施)</td><td colspan="7"></td></tr>
<tr><td>干预结果</td><td colspan="7"></td></tr>
<tr><td>备注</td><td colspan="7"></td></tr>
<tr><td>记录人</td><td colspan="7"></td></tr>
</table>

4. 确认发药后，由计算机程序自动生成该病区的标签(静脉输液调配单)。

5. 审核标签内容的完整性，包括病区、床号、住院号、患者姓名和相关信息，药名、规格和剂量等。

6. 打印标签，将标签按患者、病区分类集中好后交给摆药人员。

任务二 贴 签 摆 药

一、贴签摆药基本原则

(一) 贴签摆药工作岗位职责

贴签摆药工作人员应严格执行《处方管理办法》《医院处方管理制度》等规定，依法对经审核合理的处方打印标签、贴签、摆药；凭合格的医师处方或摆药清单摆放药品，非经医师处方不得摆药；认真、仔细、及时和准确地摆放药品，严防差错事故发生；摆放药品时应注意检查药品的外观质量、有效期等；摆放的近效期药品应告知复核、调配及发药人员；保持工作室环境整洁卫生；做好与摆药有关的沟通与协调工作。

（二）贴签摆药工作要点

摆药应当实行双人核对制，并签名或盖章；严格按照输液标签内容或药品汇总单摆药，摆药时应检查药品的完好性，保证药品质量，应遵循先进先出、近期先用的原则，确认药品在有效期内使用，抗菌药物及危害药品需批号一致，不同批号区分放置；危害药品和需要特殊贮存（如冷藏）的药品、高风险药品等应分开单独摆药，并用不同颜色药盒区分放置。

单处方摆药是指按照处方标签进行摆药，即一筐一个处方。

按品种集中摆药是指根据日发药统计单，将药品按种类摆放在同一摆药筐内，便于同类药品进行集中调配。

按科室集中摆药是指以科室为单位，将科室内单品种、单规格的药品分别摆放，便于以科室为单位进行药品调配。

（三）贴签摆药区域划分

贴签摆药区域划分为大输液、不需要调配成品药、针剂三个区域。针剂区域按照药品的药理作用进行划分摆放，分别为：抗生素区、普通营养药区、中药注射区、冷藏药区、成品药区、全肠外营养药品区、高警示药品区（有明显警示标志）、危害药品区、毒性药品区、试验用药区等。

视频：PIVAS 调配工作量大，如何实现集中摆药？集中摆药有哪些优点？

二、贴签摆药工作流程

1. 摆药前药师应当仔细阅读、核查输液标签是否准确、完整，如有错误或不全，应当告知审方药师校对纠正。

2. 按输液标签所列药品顺序摆药，按其性质、不同用药时间，分批次将药品放置于不同颜色的容器内；按病区、按药物性质不同放置于不同的混合调配区内。

3. 摆药时需检查药品的品名、剂量、规格等是否符合标签内容，同时应当注意药品的完好性及有效期，并签名或者盖签章。

4. 摆药准备室补充药品。

（1）每日完成摆药后，应当及时对摆药准备室短缺的药品进行补充，并应当校对。

（2）补充的药品应当在专门区域拆除外包装，同时要核对药品的有效期、生产批号等，严防错位，如有尘埃，需擦拭清洁后方可上架。

（3）补充药品时，应当注意药品有效期，按先进先用、近期先用的原则。

（4）氯化钾注射液等高风险药品应当有特殊标识和固定位置。

5. 摆药核对操作规程。

（1）将输液标签整齐地贴在输液袋（瓶）上，但不得将原始标签覆盖。

（2）药师摆药应当双人核对，并签名或盖签章。

（3）将摆有注射剂与贴有标签的输液袋（瓶）的容器通过传递窗送入洁净区操作间，按病区码放于药架（车）上。

知识拓展

目视管理系统的应用

目视管理是利用形象直观、色彩适宜的各种安全生产视觉感知信息来组织现场生产活动，达到提高劳动生产率目的的一种管理方式。可使用目视管理系统对看似（高浓度电解质类药物）、听似（头孢吡肟与头孢唑肟）、一品双规（头孢米诺 1 g 和 0.5 g）等药品进行标识提醒。

三、贴签摆药注意事项

虚拟仿真资源：摆药

1. 摆药时，应确认同一患者所用同一种药品的批号相同。
2. 药品批号更换时注意区分放置，并用隔板提示，特别是抗生素及危害药品。
3. 摆药时轻拿轻放，如有破损药品应放置于相应破损药品存放处，并进行登记。若为危害药品，应立即启动“危害药品溢出应急预案”，由药库统一更换。
4. 集中调配模式摆药时注意药品用量，突然增大或减少有可能为不合格处方或网络问题，应咨询相关管理人员确认后再摆放。
5. 随时注意药品安全：避光药品及时给予避光，以免药效降低，如氨甲环酸、肌苷注射液等；易混淆药品注意区分放置；冷藏药品最后统一摆药，摆药后放于冷藏区固定位置，调配时再传入相应的调配间。
6. 摆好的药品擦拭清洁后，方可传递入洁净室，但不应当将粉针剂西林瓶盖去掉。
7. 做好药品的动态管理：对用量不稳定的药品，用“控制”牌标示；长期未用药品及时进行交接班反馈。
8. 每日应当对用过的容器按规定进行整理擦洗、消毒，以备下次使用。

任务三　核　　对

一、核对基本原则

核对在整个工作流程中处于比较关键的位置，核对即是审核、查对的过程。核对的内容包括：① 核对输液标签的完整性、准确性及字迹清晰与否进行核对。② 审核输液标签患者的年龄，用药日期、时间、频率、批次，药品的用法、用量、给药途径和配伍。③ 核对溶媒与药品的名称、规格、生产厂家及数量。④ 检查溶媒与药品的包装、性状、生产批号及有效期。⑤ 检查皮试药品输液标签上有无“皮试”标识。

已核对的溶媒摆放到核对筐内应遵循以下原则：① 单处方调配模式原则上按批次集中贴签核对，按筐子颜色对应的批次集中摆放。② 集中混合调配模式同一批次、同一输液标签的药品可集中摆放。

二、核对工作流程

流程为：分配处方标签单品种药品的品种→核对→入调配间→清场。

（一）分配处方标签单品种药品的品种

核对人员首先分配处方标签单品种药品的品种，如将质子泵抑制剂 + 祛痰剂处方标签放在一起；保肝剂 + 冷藏类药品处方标签放在一起；免疫增强剂 + 中成药处方标签放在一起；用量相对较少的药品标签放在一起。

（二）核对

根据分配的品种，核对人员分别站于相应核对区域，包括抗生素类、质子泵抑制剂 + 祛痰剂、保肝剂 + 冷藏类药品、免疫增强剂 + 中成药、用量相对较少药品、可配伍营养药（按科室）、成品药 7 个核对区域。具体工作如下。

1. 单品种（营养药及抗生素）的核对

（1）核对前先按退药标签找出所退的领药标签，再按品种进行核对。

（2）不同的药品品种所用液体也不同，应根据“PIVAS 日发药统计单”准备好相应的液体。将液体放置于相应核对区域的药架上，用量少的液体，可放在核对台面上，便于两人核对时共享。

（3）核对完的液体，按品种摆放于相应批次筐内，注意执行“粗分细核”工作制度，以便次日调配、复核包装工作的快速进行。

2. 可配伍营养药的核对

（1）核对前，先按科室找退药，再按科室进行核对。

（2）由于各科室有各自的用药特点，因此都有其固定的核对区域，如外科主要在 500 ml 液体区域内，内科主要在 250 ml 液体区域内，消化内科主要在 500 ml 液体区域内；儿科病区用药比较特殊，其所用液体量较少，如氯化钠注射液 50 ml、10% 葡萄糖注射液 50 ml、10% 葡萄糖注射液 100 ml、5% 葡萄糖注射液 100 ml、0.2% 葡萄糖氯化钠注射液、小儿电解质等。可用治疗车进行核对，这样核对时根据各科室常用液体可相对移动工作位置。

（3）核对时遇到不属于本区域的液体时，集中放到最后再统一核对，可节省来回走动拿取液体的时间。

（4）标签复印纸定位放置，避免与领药标签混淆。

（三）入调配间

全部核对完毕后，集中送入各个调配间内，根据调配任务放置在相对应的操作台后。

三、核对注意事项

1. 核对应遵循“四查十对”原则，单品种的核对应按照“粗分细核”原则，用量少的单品种置于最上层。

2. 核对工作应集中精力、避免走动，遇到不合格处方、标签不清晰等问题时应交由辅助核对人员集中处理。

3. 为方便次日药品调配，核对同类药品品种时，尽可能遵循“同一药品品种、同一病区、同一筐内摆放”，便于下一环节工作。同时，长期医嘱信息处方药品归位时，也应尽可能遵循以上原则。

4. 特色科室核对时注意掌握规律，重点核对。例如，儿科病区比较特殊，所以建议由专人核对。核对时应严肃、认真，分别核对液体名称、规格、剂量；药品名称、规格、用药剂量等。“大规格小剂量”药物和液体应有警示标志。

5. 特别注意事项：盐酸胺碘酮注射液（可达龙）、紫杉醇注射液需用非聚氯乙烯材料的输液瓶或输液管；硝酸甘油注射液需用玻璃瓶装的液体稀释后使用，不可使用塑料包装液体，因该类液体对药品具有吸附性。

知识拓展

哪些药品标签应该有特殊提示呢？

致敏性药品、高风险药品、避光及遮光药品、冷藏药品、现用现配药品、危害药品等，标识醒目更有利于药品的使用安全、规范。

实训二　贴签摆药和准备操作

一、实训目标

1. 掌握静脉用药调配的工作流程。
2. 熟悉编批次原则，学会安排调配计划。
3. 学会摆药操作。

二、实训内容

1. 根据静脉输液调配单，正确地选择和分配药品，去除外包装，清洁和消毒外表面，传递到摆药间。
2. 从审方药师处接收静脉输液调配单。
3. 确定每一个患者每一袋输液的批次，一般分批次输液。
4. 将调配单按病区、加药类别、调配次序加以分类。
5. 不同批次的调配药品用不同标识的筐存放，同一批次采用相同标识的筐。
6. 根据标签指令，正确地将标签贴到输液袋上，按不同的批次放入相应标识塑料筐内。
7. 按标签上标示的药品名称、规格、数量准确地摆药，并放入该塑料筐内。

8. 在静脉输液调配单上签名。

9. 审方药师应再次核对调配单及筐内的药品，确保无误，并签字确认。

10. 把装有药品的筐子通过传递窗送入调配间，待调配。

任务四　无菌混合调配

一、无菌操作流程与注意事项

（一）无菌操作流程

虚拟仿真资源：环境检查

1. 更衣流程　参照项目三任务二中无菌操作人员的更衣流程。

2. 调配操作前准备

（1）按要求开启设备并确认设备工作正常。

（2）确保整个调配过程保持符合规定的无菌状态。具体要求参见项目三。

（二）注意事项

1. 环境要求　房间要求密封性良好，无卫生死角，空气要进行生物净化。PIVAS 内需将抗生素类药物、细胞毒性药物和全肠外营养药物及普通药物的调配分开。抗生素类药物和细胞毒性药物的调配需要在生物安全柜中进行。全肠外营养药物和普通药物的调配，需要在水平层流洁净台中进行。

按空气洁净度划分区域：十万级区域，调配间的一次更衣室及其内的洗涤间；万级区域，调配间的二次更衣室和调配舱内；百级区域，调配仓内操作台的局部区域。

2. 调配器械的无菌要求　静脉用药调配器械要能够耐受高温、高压蒸汽灭菌或化学气体的灭菌，达到无菌要求。

3. 操作人员要求　① 身体健康且不佩戴任何首饰。② 保持双手卫生，并进行消毒洗手。更换无菌服及洁净帽，戴无菌口罩及无菌手套。

二、隔离操作原则与流程

（一）操作原则

PIVAS 隔离技术主要包括进出洁净控制区穿防护服、穿戴无菌手套、戴工作帽及外面人员进出 PIVAS 相关管理。

隔离的实施应遵循“标准预防”和“基于疾病传播途径的预防”原则：① PIVAS 建筑布局合理，符合隔离要求。② 卫生设施齐全。③ 严格执行操作规程，加强洁净区和非洁净控制区的管理。④ 环境定期消毒，物品处置规范。⑤ 实施隔离教育。

知识拓展

调配人员的“三个不”和“两个经常”

“三个不”：不洗手不调配、不留指甲、不留胡须。

“两个经常”：经常洗澡、经常换衣袜。

(二) 操作流程

1. 更衣规程　参照项目三任务二中无菌操作人员的更衣规程。

课堂讨论

请根据项目三任务二所学知识技能分别设计进入十万级一次更衣室洁净区、进入万级二次更衣室洁净区、离开洁净区的更衣操作程序。

混合调配结束后，一次性用品丢入废弃物桶内，洁净区专用鞋、洁净隔离服放至规定位置。从事危害药品调配工作及与危害药品有关的废弃物处理工作的，应严格按照危害药品调配更衣、废弃物处理流程与规范执行。

2. 外来人员进出管理标准操作规程

(1) 外来人员未经 PIVAS 负责人同意，不得进入。

(2) 外来人员进入 PIVAS，负责接待人员应进行登记，内容包括：日期、姓名、性别、年龄、单位、联系方式、来访事宜等。

(3) 更换工作鞋或戴鞋套，进入更衣室，更换指定的工作服，戴上工作帽，确保头发没有外露，并检查衣帽是否整齐。私人物品放在指定位置。

(4) 外来人员不得进入洁净区，如果确因某些特殊情况允许进入洁净区，必须按照 PIVAS 人员更衣流程和规范更换衣帽等，并由本中心工作人员陪同。

(5) 禁止外来人员参与静脉用药调配工作。

三、混合调配原则、流程与注意事项

(一) 基本原则

静脉用药调配人员根据通过处方审核的输液标签，严格按照无菌操作原则将药物准确无误地加于相适应的载体溶媒中。负责混合调配的人员，应当具有药士或护士以上专业技术职务任职资格，并经过培训、考核合格，方能上岗。

混合调配工作模式主要有三种：① 单独处方调配模式：由药师将贴好标签的溶媒与相应的针剂放在小筐中，每筐只放一组输液，传入调配间，由混合调配人员进行调配。② 按科室按品种调配模式：按科室将相同的针剂和贴好标签的溶媒放在同一筐中，传入调配间，由混合调配人员进行调配。③ 全院按品种集中调配：将全院相同的针剂和贴好标签的溶媒放在同一筐中，传入调配间，由混合调配人员进行调配。

（二）操作流程

1. 混合调配操作前的操作程序

（1）在调配操作前 30 min 按操作规程启动洁净间和层流洁净台净化系统，并确认其处于正常工作状态；操作间室温控制于 18~26℃，相对湿度 35%~75%，室内外压差符合规定；操作人员记录并签名。

（2）接班工作人员应当先阅读交接班记录，对有关问题应当及时处理。

（3）准备混合调配用物，包括个人防护用物及操作用物，物品数量根据工作量准备。

个人防护用物：拖鞋、洁净隔离服、一次性口罩、一次性帽子、无粉灭菌乳胶手套、手消毒液、急救箱、洗眼器。

操作用物：复合碘棉签、75% 乙醇溶液、各种规格的注射器、纱布、治疗碗、量筒、利器盒、医疗垃圾桶、砂轮、笔、治疗车。

（4）按照标准操作规程更衣洗手后，进入洁净区调配间，首先用蘸有 75% 乙醇的无纺布从上到下、从内到外擦拭层流洁净台内部的各个部位。

（5）将摆有药品容器的药车推至层流洁净台附近的相应位置。

（6）混合调配前的核对：药学、护理专业技术人员应当按输液标签核对药品名称、规格、数量等的准确性，以及药品有效期和完好性，确认无误后，方可进入混合调配操作程序。

2. 混合调配过程中的操作程序

（1）选用适宜的一次性注射器，拆除外包装，旋转针头连接注射器，确保注射器背孔与注射器刻度处于相反方向，将注射器放置于层流洁净台的内侧。

（2）用乙醇棉签消毒输液袋（瓶）的加药处，放置于层流洁净台的中央区域。

（3）除去西林瓶盖，用乙醇棉签消毒安瓿瓶颈或西林瓶胶塞，并在层流洁净台侧壁打开安瓿，应当避免朝向高效过滤器方向打开，以防药液喷溅到高效过滤器上。

（4）抽取药液时，注射器背孔针应当朝下，紧靠安瓿瓶颈口抽取药液，然后注入输液袋（瓶）中，轻轻混匀。

（5）溶解粉针剂时，用注射器抽取适量静脉注射用溶媒，注入粉针剂的西林瓶内，必要时可轻轻摇动（或置振荡器上）助溶，全部溶解混匀后，用同一注射器抽出药液，注入输液袋（瓶）内，轻轻摇匀。

3. 混合调配结束后的操作程序

视频：辅助调配岗位工作流程是怎样的?

（1）再次核对输液标签与所用药品名称、规格、用量，准确无误后，调配操作人员在输液标签上盖章或签名，并将调配好的成品输液和空西林瓶、安瓿及其他相关物品一并放入筐内，以供检查者核对。

（2）通过传递窗将成品输液送至成品核对区，进入成品核对包装程序。

（3）每完成一组输液调配操作后，应当立即清场，用蘸有 75% 乙醇的无菌纱布擦拭台面，除去残留药液并清除与下一次调配无关的药品、用过或未用过的物品等。

(4) 每天混合调配工作结束后，及时清场，按清洁消毒标准操作规程进行清洁、消毒。

4. 常见问题及解决办法　在药物调配过程中，如何做到确保药物剂量准确，输液质量可靠并提高调配效率是急需解决的问题，而寻求各种简便、科学的调配技巧是解决问题的有效方法。调配过程中常见问题及解决办法如下。

(1) 减少泡沫的产生：有些药物溶解过程中易产生泡沫，导致药液抽吸不完全，如注射用七叶皂苷钠、注射用血栓通等。

1) 缓慢注入溶液：有部分药物按照正常的调配方法操作会产生大量的泡沫，导致药物难以被完全抽取，患者的药效得不到保证，还增加了治疗成本。在对此类药液进行调配的过程中需要对调配的速度和力度进行有效控制，先将足量溶媒沿瓶壁缓慢注入西林瓶内，然后放到一边静置直至澄清透明再加入输液中，避免直接将溶媒喷射到药粉中或放到振荡器中振荡溶解。类似的药物有抗真菌药物醋酸卡泊芬净等。

2) 经过振荡后静置：血栓通冻干粉含三七皂苷，易产生泡沫，但产生的泡沫静置一会就能消失，调配此类药物时，可以每一瓶注入 5 ml 左右溶媒，并放在振荡器上助溶，肉眼观察无凝结块状粉剂即可转移到操作台上静置消泡。类似的药物还有冻干血塞通、注射用克林霉素磷酸酯。

3) 加压抽吸法：调配注射用七叶皂苷钠时，因其瓶身和用量较小，操作时尽量让溶媒充满七叶皂苷的西林瓶，大概需要 3 ml，瓶内充满药液使其不易产生泡沫，抽吸时先在注射器内预留大于 3 ml 的空气，然后往瓶内加压，一次性用力将药液完全抽吸出来，避免反复抽吸产生泡沫。

(2) 针尖控制法：在对西林瓶内的药液进行抽取的过程中，根据西林瓶身的大小，瓶塞缺口的不同，其抽吸的方式也有所不同。

1) 小西林瓶包装药物：如注射用灯盏花素、氢化可的松注射液等，药物溶解后按常规抽吸方法（瓶口朝下）没有办法抽吸干净，药液常常残留在瓶颈处，导致药液浪费，药量不准确。可以在操作过程中先按常规操作方法抽吸，然后将西林瓶倒转，使药液聚积于瓶底，将针尖伸进瓶底进行再抽吸，这样就能尽可能多地将药液吸进注射器中，保证用药量准确。

2) 安瓿瓶药物：《静脉用药集中调配质量管理规范》中规定抽取药液时，针尖斜面要朝上，但当针尖斜面朝上时，不可能完全吸尽药液，特别是侧孔针更加难以吸尽药液，所以抽取药液时，尽可能使针尖斜面朝下，在药液即将抽完前，可适当倾斜药瓶，最大限度减少残余液。

(3) 二次冲洗法：一些药液在进行一次抽取之后，由于溶媒量很少，无法将瓶内药液全部抽取干净，可以在第一次将药液推入输液后，从输液中再抽取适量溶媒推入瓶内冲洗残余药液后抽出，再加入输液中。

(4) 一些包装精致、剂量小、作用强、价格高的微量药液，如甲钴胺、多西他赛注射液等，在调配时，要特别注意拿起药液后，首先将安瓿颈以上的存液轻轻用手弹至瓶体内，抽取药液时尽量用 2~5 ml 注射器，如瓶底有微量存液，需将安瓿倾斜，针头插入瓶底，这样才可以将药液抽吸干净。

课堂讨论

残留量检查：取 1 ml 注射器，抽吸残留在空瓶内的药液，每袋输液空瓶的平均残留量不得超过多少？10 ml 以上的注射液残留不得超过多少？请大家讨论分析。

（三）注意事项

1. 混合调配不得采用交叉调配流程。

2. 混合调配所用的静脉注射用药品，如果不是整瓶（支）的用量，必须在输液标签上有明确标注，以供药学专业人员核对成品输液。

3. 如有两种以上粉针剂或者注射液需加入同一组输液，应当严格按药品说明书要求和药品性质顺序加入；对全肠外营养液、高警示药品和某些特殊药品的混合调配，按制定的相关操作规范操作。

4. 混合调配过程中，如有疑问应立即停止调配，报告当班负责药师或者负责人，确认无误后方可重新调配并记录。

为了提高 PIVAS 的工作质量，使患者能安全、有效地用药，应针对各环节工作差错隐患，找出差错事故诱发因素，并采取有效的防范措施。建立差错登记、监控、应急解决措施：大多数医疗差错都是在多个环节发生问题，通过对流程加以改进和规范，可以杜绝或减少差错的发生。

课堂讨论

某院呼吸二科 ×× 床 ×× 批次药物，规格为 0.9% 氯化钠注射液 50 ml+ 昂丹司琼与 0.9% 氯化钠注射液 100 ml+ 泮托拉唑，在调配过程中把针用错，错把调配昂丹司琼的针用于调配泮托拉唑，调配结束后发现错误，即刻上报负责人，并重新取药调配。针对此案例讨论分析原因，并给出整改措施。

（四）调配过程中药护人员的职业防护

1. 危害因素

（1）噪声：PIVAS 人员处在一个密闭的环境中，生物安全柜、水平层流洁净台、空调和风机等设备在运行的过程中极易产生噪声，噪声最大可达 100 dB，远超过我国工业噪声的标准极限。噪声会对人体神经系统及内脏器官产生不同程度的影响，长期在该环境下工作容易导致神经疲劳，对心情造成不利影响。

(2) 紫外线：每天调配药物前后，都必须开启水平层流洁净台和生物安全柜紫外线灯消毒30 min，眼睛和皮肤长期暴露在紫外线下，易引起恶心、呕吐、角膜炎、皮肤癌等。

(3) 锐器伤：掰安瓿易划伤手，玻璃碎片甚至易溅到皮肤或眼睛里。

(4) 药物毒性：抗肿瘤药物对药护人员体内正常细胞和组织有相应危害，尤其会对不断更新、增殖活跃的生殖细胞、造血细胞、毛囊及消化道黏膜组织等产生伤害。长期接触抗肿瘤药物的药护人员容易被抗肿瘤药物污染，危害最严重的为烷化剂，可影响药护人员的卵巢功能，导致月经不调、不孕不育甚至永久性闭经等。此外，抗肿瘤药物本身有致癌性，并且会抑制细胞正常免疫功能，长期接触化疗药物会使药护人员日后出现恶性淋巴瘤、白血病等恶性肿瘤的概率增加。

2. 防护措施

(1) 减少污染：减少 PIVAS 的环境污染，及时开启风机通气，完善静音空调设备，建立排引系统，对药护人员做好相应的防护措施。同时，对 PIVAS 的设备设施做好维护和保养，保证调制设备有良好性能，将工作中的噪声全面降低，减轻对人体的危害。科室内配备预防感染的监督人员，对药护人员日常的工作行为进行全面管理与监督，及时发现工作中存在的问题并加以改善，督促 PIVAS 的工作人员做好相应的护理措施。使用科学的推车方式，避免工作中由于过度用力导致腰肌劳损等。

(2) 加强安全教育：建立健全完善的工作制度，保证药护人员在工作中有规可循。通过学习及定期开展会议等方式指导药护人员学习化疗药物的毒性作用、对人体的危害等，保证工作人员全面掌握各种抗肿瘤药物的化学结构、来源、用途及毒性反应等，全面提高药护人员的防范意识。药护人员在工作过程中要自觉采用正确的操作方式，以防抗肿瘤药物外溢，在药液调配的过程中要使用正确的方式对药液进行吸取并穿防护服，佩戴双层手套。调配安瓿装药物的过程中要使用无菌纱布进行包裹再折断，防止药液外溅。

(3) 定期体检，减少接触：对长期接触抗肿瘤药物的药护人员建立健康档案，安排定期体检。采取轮流工作方式，将药护人员与抗肿瘤药物的接触量减到最低，最大限度地减轻伤害。

(4) 心理防护：提高 PIVAS 药护人员的专业水平，不断学习规范操作的要领，及时更新操作知识，减少日常工作量，最大限度地减轻药护人员的心理压力。

实训三　进出洁净区人员消毒、更衣规程

一、实训目标

1. 掌握人员进出洁净区的规程。
2. 熟悉静脉用药无菌调配的意义。
3. 学会人员进出洁净区操作。

二、实训内容

1. 进入控制区 PIVAS 工作人员首先在更衣室内换上普通工作衣和工作鞋、戴上工作帽后方可进入控制区，工作帽必须盖住所有头发。

2. 进入洁净区 进一次更衣室→换下普通工作服和工作鞋，去除手及手腕上的所有饰物，按七步手清洁消毒法消毒手并烘干；穿指定工作服，戴工作帽，戴口罩→进二次更衣室→更换洁净区专用鞋、洁净隔离服（注意洁净服不得触碰地面或墙面）；手消毒，戴一次性无菌手套。

穿洁净服的具体方法：从衣袋中取出连体洁净服，由衣领内侧将其拎起举高，确保洁净服的外表面不接触身体和其他任何物品，先拉开拉链，不要碰到拉链头以外的其他部位。将一只手伸到洁净服里面，抓住内表面恰当的位置，另一只手也抓住内表面相应位置，然后把衣服上半部分翻出，双手调整外衣到合适的穿着高度。下垂的衣领高度和裤管下端平齐，保证洁净服不会在穿着时碰到地面。小心地将一条腿穿过裤管，双手不要松开，穿上一只裤管以后松开穿好裤管一侧的手，抓住裤裆中缝并上提，然后将另外一条腿穿过另一只裤管。双手将洁净服上提，先找到一只袖管，并把手伸入，然后找到另外一只袖管并把手伸入，身体前倾，双手前伸并稍稍用力，当把外衣拉到肩部时，将双手穿过袖口。对着镜子，顺着洁净服内表面调整洁净服，调整过程中手部不要碰到洁净服的外表面。自下往上拉拢拉链。然后扣好洁净服领部。

戴无菌手套首先要选择适合的无菌手套，一般无菌手套按大小规格分为 6、6.5、7、7.5、8、8.5、9，每个号码对应着规定标准的长度和手掌宽度，手掌宽度是指从虎口中间部位开始横向的宽度。例如，规格 6.5 一般长度是 260 mm，宽度是 75~85 mm。规格 8 的长度是 270 mm，宽度是 96~108 mm。一般选择规格 6.5 和 7 即可满足大多数人手掌的大小。戴无菌手套的操作流程及要点说明见图 4-1。

3. 出洁净区

(1) 临时外出：① 脱下洁净鞋套，脱下连体服，并挂在挂钩上，出洁净区。② 将一次性手套、工作帽和口罩丢入更衣室外的污物桶内。③ 重新进入洁净区必须按照相关的更衣程序进入。

(2) 工作结束：① 将脱下的连体服放入更衣室内指定的运送箱内送去清洗。② 将一次性手套、工作帽和口罩丢入更衣室外的污物桶内。③ 洁净鞋应每天在指定的水槽内清洗、消毒。

操作流程	要点说明
准备 1. 操作者：修剪指甲，取下手上手表和饰物。按七步洗手法洗手后戴口罩 2. 环境：宽敞、清洁、明亮 3. 用物：合适型号的无菌手套	1. 修剪指甲以防刺破手套 2. 无菌手套在有效期内，包装无潮湿、破损
戴无菌手套 1. 展开无菌手套包，一手掀起手套袋开口处查看袋中手套的摆放，将手套反折部分移到近身处 2. 分次取戴法 (1) 一只手掀起手套袋开口处，另一只手从开口处捏住一只手套的反折部分(手套内面)向前向上取出手套 (2)一只手捏住手套的反折部分，另一只手对准五指戴上手套 (3) 用未戴手套的手掀起手套袋另一开口，以戴上手套的手四指并拢插入手套的反折内面(手套外面)，向前向上取出手套，另一只手对准五指戴上手套 (4) 将两只手套的反折部分翻上套在工作服袖口外面；调整手套位置，双手对合交叉检查是否漏气 3. 一次性取戴法 (1) 两手同时掀起手套袋开口处，分别捏住两只手套的反折部分(手套内面)向前向上一次性取出两只手套 (2) 一只手捏住两只手套的反折部分，另一只手对准五指戴上手套 (3) 戴好手套的手指插入另一只手套的反折内面，另一只手对准五指戴上手套 (4) 将两只手套的反折部分翻上套在工作服袖口外面；调整手套位置，双手对合交叉检查是否漏气	1. 戴手套时，双手始终保持在腰部以上，并防止手套外面(无菌面)触及任何非无菌物品 2. 戴第二只手套时，注意避免手套口卷边 3. 已戴好手套的手不可触及未戴手套的手及另一只手套的内面(非无菌面)，未戴手套的手不可触及手套的外面 4. 如手套有破洞，应立即更换
使用 1. 戴好手套的手只能在无菌区内活动 2. 戴好手套的手始终保持在腰部以上水平、视线范围内 3. 进行无菌操作过程中，若无菌手套被(或疑被)穿破、污染，应立即更换或加戴一双无菌手套	注意已污染的手套勿接触到皮肤或污染周围环境
脱手套 1. 用戴手套的手捏住另一只手套手腕部分的外面，翻转脱下至露出拇指，再用露出的拇指插入另一只手套的内面，将手套脱下并同时将先脱下的手套包裹 2. 使用后的一次性手套按感染性医疗废物处置 3. 按七步洗手法洗手	脱手套时，注意已污染的手套勿接触到皮肤或污染周围环境

图 4-1　戴无菌手套的操作流程及要点说明

实训四　普通静脉用药的调配

一、实训目标

1. 掌握普通静脉用药的无菌调配操作规程。
2. 学会使用层流洁净台。

3. 了解开放窗口的含义。

二、实训内容

(一) 掰安瓿的方法

安瓿瓶在生产的时候瓶颈处会有刻痕，左手捏住瓶身，右手沿着刻痕用力掰动，即可完成掰安瓿的操作(如果刻痕不明显或无刻痕，可以用消过毒的砂轮划动瓶颈，再掰开)。

(二) 注射器的结构及吸取药液的方法

1. 自安瓿抽吸药液　将安瓿尖端药液弹至底部，按照安瓿划痕处掰开瓶颈→检查注射器的型号、有效期和质量，取出注射器→一只手持安瓿，另一只手持注射器，将针头斜面向下置于液面以下，抽动活塞，吸取药液(注意针栓不得进入安瓿内，手不可触及活塞底部)。

2. 自西林瓶抽吸药液　除去西林瓶塑料盖→用注射器先吸一段空气，再抽吸一定量溶媒，将溶媒注入西林瓶内(增加瓶内压力，便于抽吸药液)，倒转药瓶，一只手持瓶和注射器，另一只手抽动活塞吸取所需药液。

(三) 普通药物的调配

1. 调配前准备

(1) 调配操作前 30 min，按操作规程启动洁净间层流洁净台，并确认其处于正常工作状态。用 75% 乙醇无纺布从上到下、从内到外擦拭层流洁净台内部的各个部位。

(2) 核对标签内容与筐内的药品是否相符。

2. 普通静脉用药的无菌调配

(1) 选用适宜的一次性注射器，拆除外包装，旋转针头连接注射器，确保针尖斜面与注射器刻度处于相反方向，将注射器垂直放置于层流洁净台的内侧。

(2) 用 75% 乙醇消毒输液袋(瓶)的加药处，放置于层流洁净台的中央区域。

(3) 除去西林瓶盖，用 75% 乙醇棉签消毒安瓿瓶颈或西林瓶胶塞，并在层流洁净台侧壁打开安瓿，应当避免朝向高效过滤器方向打开，以防药液喷溅到高效过滤器上，将打开后的安瓿放在注射器的同一区域，距离 5 cm。

(4) 抽取药液时，注射器针尖斜面朝下，紧靠安瓿颈口抽取药液，然后注入输液袋(瓶)中，轻轻摇匀。

(5) 再次核对输液标签与所用药品名称、规格、用量准确无误后，调配操作人员在输液标签上签名或盖章，并将调配好的成品输液和空西林瓶、安瓿一并放入筐内，以供检查者核对。注意：如只抽吸部分药液，则必须有标识注明。

(6) 若有两种以上粉针剂或注射液需加入同一输液，必须严格按药品说明书要求和药品性质顺序加入。

(四) 调配结束后清场

1. 输液调配操作完成后，应立即清场，用 75% 乙醇无菌纱布擦拭台面，除去残留药液，并清除与下批输液调配无关的药物、余液、注射器和其他物品。

2. 每天调配完毕后，按清洁消毒操作程序进行清洁消毒处理。

任务五 清场、清洁、消毒

一、清场、清洁、消毒原则与流程

洁净区每天调配操作结束后，应当按照操作规程进行全面清场、清洁、消毒工作，以保持洁净的操作空间及 PIVAS 洁净区的洁净要求。

（一）清场

清场是指清理场地和清洁场地。每一次或每一个调配阶段完成后，操作人员必须清除一切与下一次或下一个阶段加药混合调配无关的药品与物品，并进行清洁和消毒操作全过程。每一个调配阶段完成后，应进行彻底清场，各相关操作岗位（间）不得存放原料、辅料、包装材料、标签、半成品、成品等。例如：清除操作区台面上的物品，感染性废物弃于双层黄色垃圾袋中，损伤性废物（如针头）放入利器盒中，封口并传出混合调配间；脱手套，关闭水平层流洁净台。药品或物品应按规定退返回专用库（柜），其周围环境必须清场，各种废弃物按规定统一处理。

1. 清场涉及以下四个方面的清除

（1）基础输液、静脉注射针剂、已调配成品输液。

（2）用过的注射器、针头等材料，药筐等物品。

（3）混合调配记录等书面材料。

（4）清洁卫生和消毒工作，范围包括层流洁净台等调配操作的所有区域，并填写清场记录与签名。

2. 清场区域

（1）调配清场：调配人员完成某一病区、某一批次的静脉用药输液调配后，应仔细核对该病区、该批次的调配数量及调配筐只数，调配后留下的药品空瓶、空安瓿和残留药液应随输液成品一起放入调配筐内，移至成品传递窗内。巡视该病区、该批次输液的调配洁净工作台及预调配药品摆放区，确保无遗留物品。同时，应用 75% 乙醇清洁洁净工作台，污针筒、毁形针头、污物应集中放置于污物区，由保洁人员统一外送处理。调配间隔时间较长的，还应同时清洁调配人员座凳，开启紫外线灯。

（2）输液成品复核清场：核对者自输液成品传递窗取得输液成品经质量检查、复核无误后，应将调配筐内的药品空瓶、空安瓿、空输液袋等分类放入规定的容器内，与调配筐一起置于规定的区域内统一清洗、消毒、处理。

（3）包装清场：包装人员在完成某病区某批次的输液成品封口包装后，应仔细核对装箱数量无误、包装区域无输液成品后，再行清洁包装区域，准备启动另一病区、另一批次的封口包装工序。

（二）洁净区清洁、消毒操作程序

1. 清洁　每日调配结束后，用蘸有清水的无纺纱布由污染相对轻的区域到污染相对较重的区域清洁，先清洁玻璃、墙壁、传递窗、转运车，然后清洁操作台外壁→内侧顶部→内壁四周→台面，最后擦拭操作台对应地面，用蘸有清水的专用拖布拖地，保证地面无玻璃碎屑等。

2. 消毒　用蘸有 75% 乙醇的纱布由无菌要求相对高的区域到无菌要求相对低的区域消毒，依次消毒操作台台面→内壁四周→内侧顶部→外壁、转运车、传递窗、墙壁、玻璃等，注意纱布专区使用，开启操作台风机及紫外线灯，1 h 后关闭。

（三）非洁净区清洁、消毒操作程序

1. 每日工作结束后，用专用拖把擦洗地面，用清水擦拭工作台、凳椅、门框及门把手、塑料筐等。

2. 每周消毒一次地面和垃圾桶，先用清水清洁，待干后，再用消毒液擦洗地面及垃圾桶内外，15 min 以后再用清水擦去消毒液。

3. 每周一次用 75% 乙醇擦拭消毒工作台、成品输送密闭容器、药车、不锈钢设备、凳椅、门框及门把手。

4. 所有物品应整洁、存放有序，不得直接堆放于地面。

（四）地面和物体表面的消毒原则

1. 地面的消毒　地面无明显污染时，采用拖布湿式清洁后，用消毒剂擦拭消毒；当地面受到明显污染时，先用吸湿材料去除可见污染物，采用拖布湿式清洁后，再用消毒剂擦拭消毒。

2. 物体表面的消毒　室内用品表面无明显污染时，采用湿式清洁，再用消毒液擦拭消毒。当受到明显污染时，先用吸湿材料去除可见的污染物，清洁后，用消毒液擦拭消毒。

二、清场、清洁、消毒注意事项

每日清场、清洁、消毒工作结束后，检查人员应严格按照相关标准进行检查，同时认真做好各工作区域清场、清洁、消毒记录（表 4–9）并签字。

1. 环境与物体表面，先清洁，再消毒。重复使用的器具和物品，使用后应先清洁，再进行消毒或灭菌。

2. 清场、清洁、消毒工作除日常进行外，每周应进行一次彻底清洁、消毒。

3. 洁净区、非洁净控制区和辅助工作区三个功能区应各有独立的清洁工具，不准混用；洁净区内危害药品调配间与其他输液调配间也应各有独立的清洁工具，不准混用；清洁工具在使用后，应立即进行清洗消毒，在各相应的专用环境中贮存，风干。清洁卫生工具及消毒剂应当每 6 个月更新和更换一次，消毒剂不应对洁净环境、水平层流洁净台和生物安全柜、成品输液、辅助器具等产生影响或潜在影响。

4. 使用的消毒产品应经国家有关行政部门批准许可，符合相应技术标准规范，并应遵循批准使用的范围、方法和注意事项。

5. 消毒方法选择：根据物品污染后导致感染的风险高低选择相应的消毒或灭菌方法。

(1) 高度危险性物品，应采用灭菌方法处理。

(2) 中度危险性物品，应采用能达到中水平消毒以上效果的消毒方法。

(3) 低度危险性物品，宜采用低水平消毒方法，或做清洁处理；遇有病原微生物污染时，针对所污染病原微生物的种类选择有效的消毒方法。

6. 用紫外线灯消毒的，应照射消毒 30 min，人员应当离开操作间；应记录每天启动紫外线灯的时间，以累计该灯管总的照射时间。

表 4-9　调配间清场、清洁、消毒执行记录表

说明：每天调配工作完毕，仓内人员按要求及时进行清场整理工作，洁净区和洁净工作台上不得留有上批药物及遗留物，不得残留药液、花斑，杜绝污染。做到对环境保护、对药物保护、对人员保护的要求，保证调配的输液质量。

清场要求：	是	否
1. 调配完成后及时将剩余药品、空针放回指定药筐内		
2. 药品由相应操作台调配人员及时传出，放置在摆药区桌面上，由摆药人员整理、归位		
3. 垃圾分类处理，针头、空安瓿放于锐器盒或指定容器内，其他按医疗垃圾放入医疗垃圾袋内，封口粘贴，注明科室、日期、垃圾种类，按要求放置在垃圾暂存处		
4. 除细胞毒性药物调配间外，仓内定位放置各类空针、针头、瓶口贴，其余全部归类定位放置到二次更衣室材料间		
5. 普通药物调配间，转凳统一放置于对应操作台左下方，垃圾桶放右下方		
6. 抗生素调配间，转凳统一放置于对应操作台右下方，垃圾桶放左下方；治疗车全部放置在二次更衣室		
7. 清场结束后按要求备齐第二天工作所需的物品		

清场人签名：　　　　核查人员签名：

清洁、消毒要求：	是	否
1. 按操作规程先用清水，然后用 75% 乙醇擦拭洁净工作台各部位		
2. 按操作规程先用清水，然后用 75% 乙醇擦拭和消毒所有的不锈钢治疗车、座椅、传递窗和门等		
3. 垃圾桶内外及时进行清洁、消毒，换套上新垃圾袋		
4. 用新鲜调配的 500 mg/L 有效氯消毒液，分别用专用清洁工具擦洗洁净区或缓冲区地面，不得留有死角		
5. 每周二、五清洗拖鞋、洁净服		
6. 每周四全面清洁，包括洁净工作台夹层及所有室内物品，清洁检查所有不锈钢设备表面有无锈斑并及时进行清理		
7. 每月一次全面清理天花板、墙壁、设备高处易积灰处等		

清洁、消毒人签名：　　　　核查人员签名：

三、洁净监测

(一) 洁净环境监测

按《静脉用药集中调配质量管理规范》进行日常维护的基础上，每 3 个月通过取样对不同洁净级别区域进行空气监测、物体表面监测，以评估洁净区域环境质量状况。

1. 空气监测　连续测定不同洁净级别区域空气中微生物和尘埃粒子数量，评估空气质量，以保证环境洁净。

(1) 空气中微生物监测：主要采用沉降菌监测法。

1) 仪器与材料：培养基、培养皿、恒温培养箱、高压蒸汽灭菌器等。

2) 静态采样法：在操作全部结束、操作人员离开现场后，净化系统开启至少 30 min 后开始采样。

3) 采样点和最少培养基平皿数：在满足最少采样点数目的同时，还应满足最少培养基平皿数。

4) 采样点的位置：工作区离地面 0.8~1.5 m 位置；两点采用左右摆放，三点采用左中右摆放。

5) 培养基平皿摆放：按采样点布置图逐个放置，从里到外打开培养基平皿盖，使培养基表面暴露在空气中，培养基平皿静态暴露时间为 30 min 以上。

6) 采样次数：通常每个采样点采样一次。

7) 采样结果检测：全部采样结束后，微生物培养、菌落计数与致病菌鉴别等应送至本院检验科完成，并出具检测报告。

8) 检测结果判定：每个检测点的沉降菌平均菌落数，应低于评定标准中的界限。若超过评定标准，应重复进行两次采样检测，两次检测结果都合格时，才能评定为符合。

9) 记录归档：包括检测选用的培养基、培养条件、采样人员、采样时间和检测结果的判定等。

注意事项：① 检测用具应进行灭菌处理，以保证检测结果的准确性。② 采样前应仔细检查每个培养基平皿的质量，如发现变质、破损或污染的，应当剔除。③ 采样全过程应采取无菌操作，防止人为因素对培养基或培养基平皿的污染。④ 应在关键设备或者关键工作活动范围处增加采样点。⑤ 布置采样点时，应尽量避开尘粒较集中的回风口。⑥ 采样时，测试人员应站在采样口的下风侧，并尽量减少走动。⑦ 对单向流洁净台 / 室，培养基平皿采样口朝向应正对气流方向；对非单向流洁净室 / 区，采样口应当向上。⑧ 为排除培养基平皿因质量问题造成假阳性结果，在洁净区采样时，应同时进行对照试验，每次每个区域，取 1 个对照培养基平皿，与采样培养基平皿同法操作，但不打开培养基平皿盖，然后与采样后的培养基平皿一起放入培养箱内培养，结果对照培养基平皿应无菌落生长。

(2) 空气中尘埃粒子监测：采用计数浓度法监测洁净区悬浮粒子，即通过测定洁净区内单位体积空气中含大于或等于某粒径的悬浮粒子数，以评定洁净区的洁净度。

1）仪器：激光尘埃粒子计数器。

2）采样点数目：对于任何小的洁净室或局部空气净化区域，采样点的数目不得少于2个。

3）采样点位置：采样点一般在离地面0.8 m高的水平面上均匀布置；采样点多于5个时，也可以在离地面0.8~1.5 m高的区域内分层布置，但每层不少于5个点。

4）采样次数：对于任何小的洁净室或局部空气净化区域，总采样次数不得少于5次，每个采样点采样次数可以多于1次，且不同采样点的采样次数可以不同。

5）采样量：不同洁净级别区域，每次最小的空气悬浮粒子采样量应符合《静脉用药调配中心建设与管理指南（征求意见稿）》中的规定。

6）采样时间：应在操作全部结束，操作人员离开现场，开启净化系统至少30 min后，开始采样。

7）操作程序：使用测试仪器时，应严格按照说明书操作，并记录结果。

8）结果评定：① 判定洁净级别时，悬浮粒子数要求，一是每个采样点的平均悬浮粒子浓度应当不大于规定的级别界限，即Ai ≤级别界限；二是全部采样点的悬浮粒子浓度平均值的95%置信上限应当不大于规定的级别界限，即UCL ≤级别界限；② 洁净区悬浮粒子数要求应符合《静脉用药调配中心建设与管理指南（征求意见稿）》中的规定。

9）记录归档：包括测试条件、方法、状态以及测试人员、测试时间和测试结果判定等。

注意事项：① 在确认洁净室送风和压差达到要求后，方可进行采样。② 对于单向流洁净室，粒子计数器采样管口应正对气流方向；对于非单向流洁净室，粒子计数器采样管口宜向上。③ 布置采样点时，应避开回风口。④ 采样时，测试人员应在采样口的下风侧，并尽量减少活动。⑤ 采样完毕后，应对粒子计数器进行清洁。⑥ 仪器开机、预热至稳定后，方可按测试仪器说明书的规定对仪器进行校正，检查采样流量和等动力采样头。⑦ 采样管口置于采样点采样时，在计数趋于稳定后，开始连续读数。⑧ 采样管应干净，防止渗漏。⑨ 应按照仪器的检定周期，定期对监测仪器进行检查校正，以保证测试数据的可靠性。

2. 物体表面监测 为控制污染风险，评估洁净区域物品洁净度质量状况，应每3个月对水平层流洁净台、生物安全柜等物体表面进行一次微生物检测。

（1）仪器与材料：培养基、培养皿、恒温培养箱、高压蒸汽灭菌器等。

（2）采样时间：一般采用静态检测，在当日工作结束，清洁消毒后进行。

（3）采样方法：采样方法有擦拭采样法、拭子采样法、压印采样法。

1）擦拭采样法：用于平整规则的物体表面，洁净工作台采样可用5 cm × 5 cm的标准灭菌规格模具板，放置于被检测物体表面，每一洁净工作台台面设置2个采样点。

2）拭子采样法：用于不规则物体表面，如门把手等采用棉拭子直接涂擦采样，采样面积≥ 100 cm^2，设置4个采样点，用一支浸有无菌洗脱液的棉拭子，在规格板内横竖往返均匀涂擦各5次，并随之旋转棉拭子，剪去手接触部位后，将棉拭子投入10 ml含无菌洗脱液试管内，立即送检验科检测判定。

3）压印采样法：亦称接触碟法，用于平整规则的物体表面采样，如生物安全柜、水平层流洁净台、推车、墙面等表面及地面、橡胶手套和洁净服表面等。采样时打开平皿盖，使培养基表面与采样面直接接触，并均匀按压接触平皿底板，确保其均匀充分接触，接触约 5 s，再盖上平皿盖，立即送检验科检测判定。

（4）细菌培养：完成采样后的培养基平皿送本院检验科进行细菌培养，出具检测报告。

（5）结果判定：擦拭或拭子采样法细菌总数≤ 5 cfu/cm^2，未检出致病菌者为合格；压印采样法，即接触碟法，菌落数限定值应符合《静脉用药调配中心建设与管理指南（征求意见稿）》中的规定。

（6）记录归档：包括检测条件、方法、测试人员、测试时间和检测报告等。

注意事项：① 采集样本应当有足够的数量，且具有代表性。如洁净区可选择操作台、门把手等具有代表性的采样点。② 采样时，棉拭子应处于湿润饱和状态，多余的采样液可在采样管壁上挤压去除，禁止使用干棉拭子采样。③ 接触碟法采样后，应立即用 75% 乙醇擦拭被采样表面，以除去残留琼脂。④ 检测结果超过警戒限定值时，应分析原因，并进行微生物鉴定，调整清洁消毒方法，重新进行清洁消毒，然后再次进行取样检测。

（二）手监测

手监测主要是手卫生监测和手套指尖监测。

1. 方法　同物体表面监测。

2. 结果判定　检测细菌菌落总数≤ 10 cfu/cm^2 则为合格。

注意事项：① 取样前，禁止接触 75% 乙醇等消毒剂，否则会造成假阴性结果。② 压印采样法：调配人员需以双手或手套 10 个指尖都接触琼脂接触碟，并在琼脂上留下轻微印痕，取样结束后，应当清洁双手或废弃手套。③ 检测结果超出限定值，则应分析不合格原因，检查双手消毒、穿衣程序、手套和表面消毒等是否规范、正确。

任务六　成品核对、包装及发放

一、成品核对基本原则与流程

（一）成品核对基本原则

对传出调配间调配好的成品液体进行最后一道关的复核，根据不同药品的成品核对标准对成品输液进行核对；除检查输液外观性质及渗漏性外，还应检查药筐中空安瓿的药品名、规格、剂量、数量等是否正确、准确，确认无误后打包外送。对于药筐内无空安瓿的，应及时与配液人员沟通是否为半量药品，并请其做配液标记。

（二）成品核对操作流程

1. 检查输液袋（瓶）外观是否整洁、有无裂纹；进行挤压检查，观察输液袋有无渗漏破损等现象，尤其是进针口及接缝处。

2. 检查成品输液有无变色、浑浊、沉淀、结晶或其他可见异物等；全肠外营养液还应检查有无油滴析出、分层等；应制定药液残留量检查方法，日常应进行目视残留量检查，定期对某些药品的药液残留做定量抽查。

3. 按输液标签内容，逐项核对所用基础输液与标签是否一致，空西林瓶、空安瓿与输液标签上标示的药品名称、规格、用量等是否相符，再次检查药品配伍的合理性及用药剂量的适宜性。

4. 非整瓶（支）用量的药品，应计算药液的正确用量，与混合调配操作人员在输液标签上标示的用量是否一致、正确。

5. 检查输液标签的完整性，信息是否正确，如日期、频次、时间等，各岗位操作人员签名是否齐全、完整，确认无误后核对者签名或盖章。

6. 检查核对完成后，空西林瓶、空安瓿等废弃物按规定分类进行处理。

虚拟仿真资源：成品包装

二、成品输液质量标准

PIVAS 应制定成品输液质量标准，提高成品输液质量，保证患者用药安全。成品输液质量应遵循药物安全、无菌、稳定的原则，包括外观完整，无泄漏，标签记录完整，空瓶内残留量符合规定，有可追溯的调配档案，最终药物成分和含量的准确性与产品体积一致等（表 4-10）。

1. 外观　调配完成的输液应无裂纹，无浑浊、沉淀、变色、结晶或出现异物等外观变化。

2. 输液袋（瓶）　成品输液包装容器应无渗漏，加药口位置完整。

3. 标签　成品输液标签应完整、准确，内容无缺项，包括：病区、床号、姓名、性别、年龄、住院号、条码号、药品名称、规格、剂量、用药频率、用药提示及各岗位操作人员签名。

4. 残留量检查　取 1 ml 注射器，抽吸残留在空瓶内的药液，每袋输液空瓶的平均残留量不得超过 5%（粉针以 5 ml 稀释液计，粉针应完全溶解，不得有残留挂壁），10 ml 以上的注射液残留不得超过 3%。

5. 数量检查　成品输液按病区分类打包，理论数与实际数相符后送至病区。

考点提示

成品输液质量标准。

表 4-10 PIVAS 输液成品质量检查记录

项目	内容	1	2	3	4	5
瓶签信息	瓶签编号					
	药品信息					
	人员签字					
	特殊标识					
外观检查	浑浊	有 无	有 无	有 无	有 无	有 无
	沉淀	有 无	有 无	有 无	有 无	有 无
	变色	有 无	有 无	有 无	有 无	有 无
	结晶	有 无	有 无	有 无	有 无	有 无
	异物	有 无	有 无	有 无	有 无	有 无
包装检查	挤压渗漏	有 无	有 无	有 无	有 无	有 无
	加药口					
残留量	1~10 ml，≤ 5%					
	20 ml，≤ 3%					
	粉针剂，≤ 0.25 ml					
药物含量						
加药人						
检查结果						
结果分析						
改进措施						
检查人						
负责人						

三、不合格成品输液的处置及预案

（一）不合格成品输液的处置

在成品核对过程中，若发现不符合成品输液质量标准的成品输液，需要按照此处置办法进行处理。

1. 各病区应对送达的成品输液进行外观质量检查，如发现渗漏、变色、浑浊等现象，应及时反馈 PIVAS。

2. 若遇热原反应或危及生命的药物不良反应，请将药品留样并保存于冰箱，切勿冷冻，如患者及其家属对所用药品提出要检验，24 h 内由医务部会同患者或家属前往市药品监督管理局备案。

3. PIVAS 针对输液质量问题应及时处理并分析原因。

(1) 对于出现渗漏的输液重新调配送至病区。分析造成渗漏的原因，如果调配人员操作不当，应及时对责任人进行培训；如为输液袋质量问题，应及时与药库或供应科联系并解决。

(2) 对于液体变色或浑浊进一步分析原因。如 PIVAS 对造成变色或浑浊的配伍医嘱未审核出，或加药过程中出现失误导致变色或浑浊，应立即重新调配并送至病区，如为病区自行加药所致，则由病区自行负责。

(3) 对于热原反应或危及生命的药物不良反应，PIVAS 应及时上报药学部，并由药学部报告上级有关部门。

课堂讨论

某院呼吸一科 ×× 批次药物，因溶媒在摆药时贴错，且在调配过程中没有仔细核对，错把 0.9% 氯化钠注射液 100 ml+4 支氨溴索调配为 5% 葡萄糖注射液 100 ml+4 支氨溴索，成品核对时发现错误，立即重新拿药重新调配。请针对此事请讨论分析原因，并给出整改措施。

(二) 输液反应、药物不良反应处置程序

1. 在病区对患者进行医疗护理服务过程中，PIVAS 人员如接到病区通知出现疑似因 PIVAS 调配的药物导致患者发生不良反应，应立即上报负责人，负责人应与不良反应监测负责人联系，请临床药师一同到病区了解情况。

2. PIVAS 负责人、临床药师应向病区医务人员详细了解用药情况及出现的不良反应症状，确定是否因该药物引起，并与患者及其家属做好沟通解释，避免发生不必要的医疗纠纷。

3. 在 PIVAS 负责人、病区医护人员与患者三方均在场的情况下将患者静脉用药物、输液器等实物进行无菌密封，由病区保存。封存后注明患者姓名、性别、床号、住院号、科室、时间、药物名称、给药途径，并在封口处盖科室用章，PIVAS 负责人、病区医护人员和家属签字。

4. 需要做药物检测分析的应及时将药物送交相关部门完成。

(三) 不合格成品输液预案

差错可导致不合格的成品输液，差错可分为内部差错和外部差错两类。为确保内外差错发生后能迅速处理，保证医学服务质量及医疗救护工作的顺利进行，往往需要制订工作预案。

1. 在调配时发生的，被本人或科内其他人员发现后，及时更正，未发生无法纠正的情况或药已发出而在患者未使用前追回的，按内部差错论。

2. 外部发现的发错药(少发、多发、漏发)、发错患者、配伍禁忌和过期变质,不论患者使用与否;或内部发现而患者已用药的(限于对病情、健康无影响的):

(1) 发生差错时,立即汇报科室领导,听从科室安排。

(2) 相关责任人如实汇报,全力配合,及时采取措施,尽量将差错危害降到最低;相关责任人应提交书面材料,填写差错登记表。有关差错事故的各种记录、药品等均应妥善保管,不得擅自涂改、销毁,以备鉴定之用。

(3) 差错发生后,按其性质、情节轻重,提出处理意见,并分别组织全科或有关人员进行讨论,分析差错事故原因,制订整改措施。

(4) 及时交接班,通报差错全过程,定期组织安排教育,杜绝此类事件重复发生。

(5) 奖罚分明,对相关负责人严肃处理,并做出深刻检讨。如发生差错的个人,不按规定报告,有意隐瞒,按情节轻重给予处分。

(6) 重大事件登记由专人负责,统一摆放、保留。

四、成品输液复核包装基本原则与流程

成品输液复核包装是指将混合调配完成的成品输液,由核对包装人员将成品输液再次核对无误后按科室分类进行包装的技术过程。

(一) 复核包装基本原则

1. 环境及设施要求　核对包装间应为非洁净控制区,环境应保持安静、整齐、宽敞明亮。

2. 人员要求　核对包装工作应由经过规范化培训并考核合格的专业技术人员担任,对核对包装的质量负责。核对包装时实行一岗双责,严格按照核对包装标准操作规程进行。成品输液核对包装人员按时到岗,认真阅读交接班记录,成品输液核对前检查相关用物摆放是否合理,无误后方可开始核对包装工作;按规定时间完成任务,每天对成品输液核对包装工作进行交接班,认真做好各项文字记录并签名。

3. 签名要求　核对包装的成品输液必须有混合调配人员的签名,未签名的成品输液标签不得进行核对包装。

4. 核对要求　成品输液核对包装时,应当按照输液标签内容严格对成品输液进行核对,发现质量问题集中上报审方人员或组长统一处理。

5. 放置要求　成品输液的核对包装应按批次、科室、药品类别,定时定位放置。

(二) 复核包装工作流程

1. 将合格的成品输液按病区、批次进行分类包装。遮光药品应进行遮光处理,危害药品的外包装上应当有醒目标识,全肠外营养液应单独包装。

2. 包装袋须标明病区名称及成品输液数量,统计实际数量,发药药学人员应根据电子信息系统所提供的信息核对病区、批次、数量是否相符,确认无误后将包装好的成品输液按病房/区放置于专用容器内,上锁或加封条,并填写发送成品输液信息文档并签名。

五、发放运送基本原则与流程

成品输液发放运送是指将成品输液经过核对包装后发放运送到临床的技术服务过程。成品输液发放需在成品输液发放区进行，成品输液发放区为非洁净控制区，环境应保持安静、整齐、宽敞明亮。

成品输液发放工作由经过规范化培训并考核合格的专业技术人员担任，运送工作由经过培训考核合格的工勤人员担任，对成品输液运送交接的质量负责。负责成品输液运送的工勤人员负责将成品输液装置于送药车内，并做好登记，加锁后送至各病区。工勤人员需随身携带通信设备，如不能在单位时间内完成运送工作，应及时启动应急预案。运送的工勤人员应与病区护士共同清点数目，记录病区每日每批次各类静脉成品输液的数目，登记送达时间、返回时间并签名，最终将登记单与 PIVAS 人员交接。成品输液发放人员应按规定时间完成任务，每日对成品输液发放工作进行交接班，认真做好各项文字记录并签名，定期汇总成品输液发放运送踪迹差错，并对踪迹差错内容进行统计分析。

1. 发放运送基本原则

(1) 发放运送的成品输液必须经过核对包装，未经过核对包装的成品输液不得进行发放运送。

(2) 成品输液的发放运送应按批次、科室，定时定位进行。

(3) 发放运送人员严格按照成品输液发放运送标准操作规程进行。

(4) 发放运送人员按时到岗，认真阅读交接班记录，检查发放运送用物准备是否齐全，无误后方可进行发放运送工作。

(5) 成品输液发放人员发放运送过程中发现质量问题集中上报审方人员统一处理。

(6) 成品输液发放运送结束后，成品输液发放人员负责成品输液发放结束后的整理、清洁、消毒工作。

视频：调配好的成品输液分几个批次运送?

2. 发放运送工作流程　需发送的成品输液置于专用箱内由工勤人员按规定时间将成品送至各病房 / 区。由病房 / 区药疗护士开锁或启封后逐一清点核对，确认无误后，双方在交接信息记录本上。签名，并注明交接时间。

思考题

1. PIVAS 药品标签包括哪些内容？贴签有哪些要求？
2. 成品输液质量标准包括哪些内容？
3. PIVAS 按空气洁净度可以划分为哪几个区域？

4. 凡进出 PIVAS 人员都必须按照中心的更衣流程与规范，更换衣帽，穿该中心工作服、工作鞋并戴工作帽，具体操作规程是什么？

项目四在线测试

（隋洪飞　刘　芳）

项目五

PIVAS 质量控制与管理

学习目标

- 掌握 PIVAS 的管理与质量控制基本原则，PIVAS 人员基本要求。
- 熟悉 PIVAS 人员培训及继续教育，药品的贮存、盘点及养护。
- 了解 PIVAS 医疗耗材和物料管理注意事项。

思 维 导 图

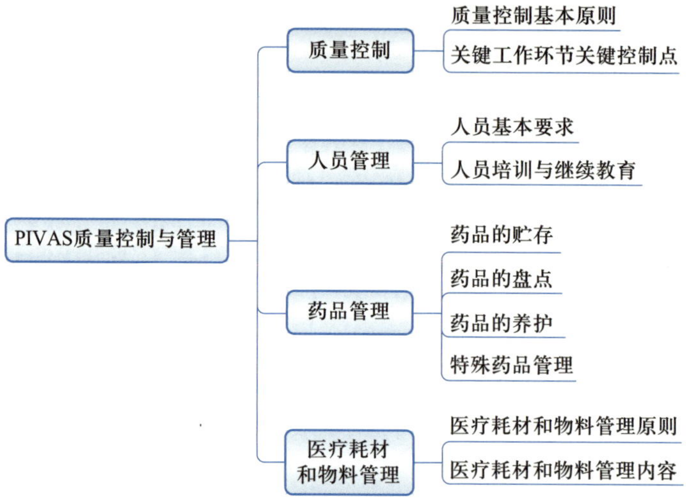

任务一 质 量 控 制

一、质量控制基本原则

1. 全面建立PIVAS标准操作规程和质量管理规范，应至少包括以下四个方面。

(1) 建立各环节的标准操作规程。

(2) 建立全肠外营养液、抗生素类药物、危害药品等药物的混合调配标准操作规程。

(3) 建立药品、耗材质量管理制度。

(4) 建立PIVAS净化设施与设备维护、保养及洁净级别监测的质量管理制度。

2. 建立PIVAS质量管理小组，明确各级职责，实行阶梯式管理，权责明确，避免PIVAS管理者因承担的管理任务过多、过杂导致管理混乱的现象。同时，积极鼓励、引导药学人员正确地利用质量管理工具，参与到PIVAS全面质量管理工作中，实现全员参与质量管理。

3. 建立考核标准，不断创新改进，同时建立质量管理考核标准和绩效考核标准。根据实际情况，将实际工作中的管理工作进一步细化和标准化，有效预防、避免管理中的疏漏，促进工作质量的控制和提升。同时，针对医院PIVAS质量管理中出现的问题，每月及时总结、反馈，使PIVAS质量管理体系持续改进。

二、关键工作环节关键控制点

（一）调配前关键工作环节关键控制点

1. 库房药品管理　建立PIVAS专用二级药库，建立、完善库房管理制度，包括计划入库、出库、退药入库、效期、数量管理制度等，实行计算机药品管理，做好药品贮存、清点数量、报损及效期管理，做到账物相符。

2. 审核处方 建立前台计算机系统审方及人工审方机制，查配伍禁忌、用法用量、溶媒选用是否合理、用药合理性等内容；建立与临床科室的反馈机制，审方药师及时向临床反馈不合理医嘱并提出修改建议，以促进医师规范用药，提高用药的规范性和安全性，减少药物浪费，降低医疗成本，使之更符合药物经济学要求。审方工作将药师的临床药学督导作用发挥到了最大化。

3. 摆药工作 严把摆药关，由摆药组的负责人负责摆药工作的分工、分组，按批次贴签、摆药与核对操作由药学专业人员和调配人员共同承担。摆药时严格“四查十对”，同时注意药品的完好性及有效期，按不同批次、分病区摆药。完成摆药后由药学人员进行核对，确保无误后放入备用间待次日调配。

4. 退药处理 建立完善的退药系统，及时退药入库，对患者退账。

5. 设备监控与维护 调配环境是保证配药质量的重要因素，PIVAS有净化系统、中央空调通风设备、计算机审方系统、水平层流洁净台、生物安全柜、房间压力检测系统等设备仪器。应定期检测保养，保证各设备运转正常，如初效滤网的清洗更换，高效滤网、操作台、调配间空气的定期检测，调配间的定期消毒，房间压力差的随时检测控制等，应严格登记每次数据以备查。

(二) 调配过程中关键工作环节关键控制点

1. 规范调配人员操作 无菌操作和调配准确性对调配质量的控制非常关键。辅助调配与调配人员应实行新老搭配。调配人员应严格执行无菌技术操作，认真负责，以慎独精神做好自控；注重操作手法，避免污染注射器轴心，禁止反复在瓶盖上穿刺，以减少瓶塞微粒污染；注重所调配药物的给药方法、用药顺序、溶剂选择，以及药物的相容性、稳定性及配伍禁忌等，同时正确规范使用操作台。规范化的调配操作不仅可确保调配质量，而且是相关职业暴露防护的有效手段。

2. 调配组长把关 每一个调配间设定组长1名，负责对调配间及调配人员的着装和操作进行规范化管理，防止各种违规现象的发生，做好药品共享登记、操作台消毒登记、药品结余登记，保证调配间物品放置规范有序，便于取用。

(三) 调配后关键工作环节关键控制点

1. 成品核对扫描与包装 成品核对无误后传出调配间，由工作人员对调配后的每一组标签上的条码进行扫描复核，以保证所调配的各病区、各批次的输液总数与接收的处方量完全一致。若出现不一致，必须当场查明原因，否则不得进入下一道工序。扫描完毕，分病区包装好，待外送。

2. 输液成品外送 由工勤人员承担，负责将成品液体在指定时间内运送到各病区。运送药品到临床是PIVAS的最终环节，这一环节也是质量、服务、安全的最终体现。应建立药液交接双签字登记制度，建立组长负责制及随访登记本。

任务二 人员管理

一、人员基本要求

根据原卫生部颁布的《静脉用药集中调配质量管理规范》中对 PIVAS 各类人员的规定，PIVAS 岗位及具体要求如下。

1. PIVAS 负责人，应当具有药学专业本科以上学历，本专业中级以上专业技术职务任职资格，有较丰富的实际工作经验，责任心强，有一定的管理能力。

2. 负责静脉用药医嘱或处方适宜性审核的人员，应当具有药学专业本科以上学历、5 年以上临床用药或调剂工作经验、药师以上专业技术职务任职资格。

3. 负责摆药、加药混合调配、成品输液核对的人员，应当具有药士以上专业技术职务任职资格。

4. 从事静脉用药集中调配工作的药学专业技术人员，应当接受岗位专业知识培训并经考核合格，定期接受药学专业继续教育。

5. 与静脉用药调配工作相关的人员，每年至少进行一次健康检查，建立健康档案。对患有传染病或者其他可能污染药品的疾病，或患有精神病等其他不宜从事药品调剂工作的，应当调离工作岗位。

视频：特殊节假日期间如何合理排班？

附：

PIVAS相关岗位职责

一、PIVAS 负责人岗位职责

1. 负责管理静脉用药集中调配整体工作，确保工作正常开展。

2. 对中心的各类工作人员进行规章制度、岗位职责、工作流程、调配工作的培训指导、考核和监督管理。

3. 严格执行查对和交接班制度，检查调配过程中各个环节质量，严格把关，杜绝差错发生。

4. 负责 PIVAS 的人员安排及考勤工作。

5. 负责检查一次性物品的消毒、处理情况，进行物品表面培养、空气培养及调配间的各项监测。

6. 负责 PIVAS 与各病区的总体协调工作，发现问题及时沟通解决。

7. 负责 PIVAS 科研工作的开展。

二、医嘱或处方审核药师岗位职责

1. 医嘱或处方审核药师负责病区用药医嘱的接收、审核及退领工作，并安排摆药。

2. 医嘱或处方审核岗位应由一人担任岗位主管，负责本岗位的管理。

3. 医嘱或处方审核岗位药师应依据《处方管理办法》有关规定审核处方,认真执行落实用药医嘱适宜性和“四查十对”审核,审核选用溶媒、载体的适宜性和相容性。

4. 医嘱或处方审核岗位药师发现处方错误、配伍禁忌、用药不适宜等情况时,应及时与病区有关医师联系,请医师调整、修改用药医嘱。但不得擅自更改处方,对严重用药错误报告、登记。

5. 医嘱或处方审核合格后打印标签,用于贴药袋(瓶)上。

6. 处方审核岗位药师应与医院信息中心保持联系,及时排除网络故障。

7. 应参与静脉用药临床治疗工作,协助医师遴选适宜的药品。

8. 积极参加专业继续教育,学习了解专业知识新进展,开展与工作相关的科学研究。

三、摆药贴签药师岗位职责

1. 摆药贴签药师应当将每位患者的静脉用药医嘱标签分病区按药品及给药时间进行分类,将标签贴于药袋(瓶)上,标签位置不得覆盖药品信息。

2. 对每位患者的医嘱按标签所对应药品名称、剂型、规格和数量逐一进行摆药,配液时非整包装用量的药品应当予以标注,摆好的药品按批次、病区的不同分别放置,摆药完毕后,由另一人按流程进行核对。

3. 摆药药师与核对药师应当在输液标签上签字。

4. 工作经验丰富、业务能力强的药学人员应当参与新人培训和进修生、实习生指导带教等工作。

5. 积极参加专业继续教育,学习了解专业知识新进展,开展与工作相关的科学研究。

四、配液药师岗位职责

1. 一人负责配液用一次性注射器、消毒用品、包装容器及消耗品的领取及保管。

2. 药师应当具备严格的灭菌操作概念,医嘱审核药师、摆药贴签和核对药师未签字的标签不得调配。

3. 配液药师提前上岗,做好配液前的各项准备工作,在配液过程中不得随意离开岗位。

4. 配液药师进出配液洁净区应当按照操作程序和有关规定洗手、换穿洁净服等。

5. 配液人员配液前应当复核标签与药品的正确性,发现问题及时处理。

6. 严格按照配液操作程序和要求进行调配,遵守无菌操作规程,杜绝污染。加药时要注意药品的理化性质变化,遇到药品质量问题、配伍禁忌时应当及时报告岗位主管或PIVAS负责人。

7. 配液药师完成配液后将使用完的空安瓿和西林瓶留存,以备成品核对药师核查。

8. 配液药师完成配液后应当在标签上签字确认。

9. 配液药师负责调配间的清场和卫生工作,保证配液环境的无菌,定期做细菌检查,同时做好相关记录。

10. 工作经验丰富、业务能力强的药学人员应当参与新人培训和进修生、实习生指导带教等工作。

11. 参加专业继续教育，学习了解专业知识新进展，开展与工作相关的科学研究。

五、成品核对药师岗位职责

1. 成品核对药师应当对调配后的成品输液进行认真核对，查看患者相关信息及用药时间是否正确。

2. 应当对照标签核对空安瓿、空西林瓶的药品名称、规格、数量、剂量是否正确，重点要注意一些高风险药品的剂量、用法等，如氯化钾注射液的使用。

3. 成品核对药师应当对配液所用溶媒体积，成品输液体积、颜色、密闭性、不溶性微粒等内容进行检查。

4. 成品核对药师检查标签上是否有相应人员签字确认，核对无误后在标签上“成品核对”处签名。

5. 成品核对药师在核对过程中发现任何问题应当及时处理，成品输液本身有问题的一律不得发放。

6. 对核对无误后的成品输液按照批号、病区分类，由工勤人员包装封存。

7. 工作经验丰富、业务能力强的药学人员应当参与新人培训和进修生、实习生指导带教等工作。

8. 参加专业继续教育，学习了解专业知识新进展，开展与工作相关的科学研究。

六、成品包装人员岗位职责

1. 成品包装岗位由经过培训的药学专业技术人员担任，负责对静脉用药输液成品进行包装，并将包装好的输液分病区集中放置，安排配送人员按时配送。

2. 成品包装人员由一人担任岗位主管，负责本岗位的管理。

3. 对完全符合调配质量要求的输液，按照输液种类、病区装袋封口后集中，按病区及药品的贮存要求放置于相应转运箱内，准备送至各病区，同时在相应的发放记录上登记并签字确认。

4. 安排工勤人员将成品输液及时送往各病区。

5. 参加药品的定期盘点工作，盘点数要准确，误差在允许范围内。

6. 负责工作区域的清场及卫生工作，定期做菌落检查。

七、成品运送人员岗位职责

1. 在 PIVAS 负责人领导下，协助药学人员进行成品打包、配送等工作。

2. 工勤人员协助药师对成品进行计算、打包并将成品贮存于相应的转运箱中，同时在相应的发放记录本上登记并签字确认。

3. 工勤人员应按时将成品输液配送到各病区，与病区护士当面进行交接，并在配送记录本上双方签字确认。

4. 工勤人员配送时发现任何成品输液问题，应当及时上报 PIVAS。

5. 按分工协助药师进行药品领取、上架、成品输液包装和配送，PIVAS 日常打扫消毒、摆药筐清洗、工作服送洗及其他与静脉用药调配相关的辅助工作。

6. 工作过程中应当严格执行各项规章制度及技术操作常规，严格无菌操作，预防不必要的医疗事故及差错。

八、二级库管理人员岗位职责

1. 二级库管理岗位由经过培训的药师以上药学专业技术人员担任，负责根据PIVAS药品、器材、辅料应用情况制订进货计划、请领、保管与养护，负责管理好二级库内的固定财产，严格管理进出库及贮存药品质量。

2. 根据PIVAS药品、一次性注射器、消毒用品、包装容器与消耗品应用情况负责请领，保证调配需求。

3. 严格控制质量，在入库前必须对品名、规格、批号、数量、合格单、质量等进行验收，发现问题及时与一级库联系纠正。

4. 药品与非药品分开。药品应按其性质和规定分别定位存放，先进先出，确保药品的合理贮存和使用，做好养护，控制温、湿度，按有关规定贮存高风险药品和危害药品。

5. 二级库管理人员必须认真做好药品的领取与验收，做好账卡登记，做到账物相符。

6. 定时进行药品的盘点工作，确保药品库存信息的及时更新。盘点数要准确，误差在允许范围内。

7. 负责二级库的清洁卫生工作。

二、人员培训与继续教育

静脉用药集中调配工作根据专业技术人员理论与实践知识体系，针对不同岗位开展独立上岗业务培训，培训应保证理论与实践相结合，能够让参加培训的人员尽快熟练参与本岗位工作，同时掌握静脉用药集中调配整体工作的标准规程，促使各岗位更好地配合与衔接，确保调配工作高质量完成。

1. 法规学习　组织学习《中华人民共和国药品管理法》《处方管理办法》《静脉用药集中调配质量管理规范》等法律、法规及PIVAS相关管理制度。

适用岗位：PIVAS负责人、医嘱或处方审核药师、摆药贴签药师、配液药师、成品核对药师、成品包装人员、成品运送人员、二级库管理人员。

2. 标准操作规程　参训人员从审核处方开始到包装发放结束，每一步的操作均严格依照标准操作规程。

适用岗位：PIVAS负责人、医嘱或处方审核药师、摆药贴签药师、配液药师、成品核对药师、成品包装人员、成品运送人员、二级库管理人员。

3. 操作医院电子信息系统　掌握医院各类计算机电子系统，熟悉所有功能设计与使用操作，能够熟练进行医嘱查询、审核、确认、打印、复核等工作。

适用岗位：PIVAS负责人、医嘱或处方审核药师、摆药贴签药师、配液药师、成品核对药师、成品包装人员、成品运送人员、二级库管理人员。

4. 药品货位　了解医院药房货位管理规定，确保调剂准确性与快捷性。

适用岗位:PIVAS 负责人、医嘱或处方审核药师、摆药贴签药师、二级库管理人员。

5. 核对成品输液　根据输液核对过程中可能出现的问题进行培训。

适用岗位:PIVAS 负责人、医嘱或处方审核药师、摆药贴签药师、配液药师、成品核对药师、成品包装人员、成品运送人员、二级库管理人员。

岗位对接

- **操作指导**

情景: 毕业季,某市大型三甲医院急需 10 名 PIVAS 调配岗位人员。

请学生结合本章所学内容,制定岗位人才知识及能力要求。

任务三　药品管理

药品管理对于药品安全贮存、质量保证、减少损耗、降低成本具有重要的作用。PIVAS 应建立药品和物料领取与验收、贮存与养护、药品报损等管理制度,定期检查落实情况,并做好相应的工作记录,发现问题,及时汇报部门负责人,并采取措施进行改进,杜绝药品使用的安全隐患。

一、药品的贮存

根据医疗机构的医疗、教学、科研需要,PIVAS 管理人员有计划地向药库领入本部门所需药品。由药库发货过来的药品,经过 PIVAS 专人核对签收,核对包括品名、规格、数量以及效期是否正确,药品标签与包装是否整洁、完好,核对合格后,根据不同药品所需的不同贮存条件,放置在二级库房相应的区域。在堆放药品时,要同时注意检查效期,遵循"远效期在下或内,近效期在上或外"的原则进行摆放。需冷藏药品则放入冰箱。当对药品质量有质疑、药品规格数量不符、药品过期或有破损等情况发生时,应及时与药库沟通,退药或者更换,并做好记录。由于二级库房为普通区,故存放时药品包装无须经过特殊处理,可以整箱堆放。

1. 影响因素

(1) 温度因素:在药品的贮存养护中一个重要的条件就是温度,一些特定的药品需要在特定的温度下贮存,温度过高或者过低都会影响药品的质量。温度过高:可加快药品的挥发;加速药品的变质,如一些抗生素药品、生物药品等。温度过低:会导致乳剂、胶体制剂变形分层,如脂肪乳、低分子右旋糖酐等;会导致一些液体制剂析出结晶,如甘露醇等,当温度低于零度时,液体制剂会结成固体,导致药品体积膨胀而容器破裂,造成药品经济损失。

(2) 湿度因素:湿度是药品养护的另外一个重要条件,对药品本身的质量有很大的负面影响。当湿度超过药品所能承受的湿度时,就会引起药品变质。

(3) 日光因素：药品受到日光中紫外线的照射很容易发生氧化分解，质量受到影响，也会导致药品产生有色物质。光线在许多情况下伴随着空气中的水分、氧及温度同时发生作用，而不是孤立地发生作用，因此对于对光敏感的药品，既要避光，也要阴凉处保存，如维生素 AD 注射液。

(4) 空气因素：空气是一种混合物，由不同的气体组成，其中氧气和二氧化碳对药品的质量影响比较大。氧气性质活泼，能氧化很多具有还原性的药品，使之发生分解、变色、变质，甚至产生毒性，如维生素 C 发生氧化而变黄。一些药品会吸收空气中的二氧化碳，从而发生碳酸化，而导致变质，比如氨茶碱易吸收二氧化碳而成茶碱。

(5) 微生物因素：药品如果没有包装严密，很容易进入霉菌、细菌及酵母菌，从而导致药品发生腐败、发酵、霉变，最终变质。

(6) 时间因素：大多数药品的贮存期限都是有限的，即使贮存在条件适宜的地方，贮存的时间过长也会降低药效，影响药品的价值，比如抗生素及生物制品，水剂、乳剂等性质不稳的药品，贮存时间过长都会发生变质。

2. 注射剂的贮存保管　注射剂是指药物与适宜的溶剂或分散介质制成的供注入人体内的溶液、乳状液或混悬液及供临床使用前调配或稀释成溶液或混悬液的粉末或浓溶液的无菌制剂。注射剂在贮存期间的保管，应根据其药品的理化性质、使用溶剂和包装方式，结合外界因素对药品的影响加以综合考虑，提供良好的贮存条件和方法，确保注射剂质量。

(1) 避光：① 一般注射剂应避光贮存，并应按《中华人民共和国药典》规定的条件保管。光线对一些化学活性强的药物影响尤为突出，易引起变色、变质或产生沉淀等，如肾上腺素、盐酸氯丙嗪、对氨基水杨酸钠、维生素类等注射剂遇光变色、变质，在贮存保管中要注意采取各种遮光措施。② 油溶液注射剂、乳浊注射剂，由于溶剂是(或含)植物油，内含不饱和脂肪酸，遇光、空气或贮存温度过高均能使其氧化酸败，其颜色会逐渐变深，因此油溶液注射剂也应避光、避热保存。

(2) 防热：① 脏器制剂或酶类注射剂，如垂体后叶注射液、催产素注射液、注射用辅酶 A 等易受温度的影响，温度较高易引起蛋白质变性，光线亦可使其失去活性，因此一般均需在阴凉处避光保存。② 生物制品，如精制破伤风抗毒素、白蛋白、丙种球蛋白、冻干人血浆等，从化学成分上看具有蛋白质性质，温度过高或过低易使蛋白质变性。若贮存温度低于规定温度时造成蛋白质变性，融化后可能出现振摇不散的絮状沉淀，致使不可再供药用。故最佳保存条件应为 2~10℃的暗处。③ 抗生素类注射剂一般性质不稳定，遇热后能促使分解，效价降低，故一般应在凉暗处保存。若为胶塞铝盖小瓶包装的粉针剂，还应注意防潮，置干燥的阴凉处保存。

(3) 防冻：水溶液注射剂，包括水混悬注射剂、乳浊注射剂，因以水为溶剂，故在低温下易冻结，冻结后体积膨胀，往往会使容器破裂；少数注射剂受冻后，即使容器没有破裂，也会发生质量变异，致使不可供药用。因此，水溶液注射剂在冬季应注意防冻，库房温度一般应保持在0℃以上。油溶液注射剂、其他溶剂注射剂低温对其影响不大，无须考虑防冻。

(4) 防潮：注射用粉针剂目前有两种包装，一种为小瓶装，另一种为安瓿装。小瓶装的封口为橡胶塞外轧铝盖再烫蜡。从外观看封口很严密，但并不能保证完全不漏气、不受潮，因压盖、贮存、运输等原因，尤其在南方湿热地区，易发生吸潮粘瓶、结块变色等变质现象。因此，小瓶装的注射用粉针剂在保管过程中应特别注意防潮，且不得倒置，以防止药物和橡胶塞长期接触而影响药物质量。安瓿装的注射用粉针剂的封口严密，不易受潮，故一般比小瓶装的稳定，主要根据药物的理化性质进行保管，但应检查安瓿有无裂纹、冷爆现象。

(5) 不可横卧、倒置：大输液剂、代血浆等为大体积注射剂，冬季除应注意防冻外，在贮存过程中切不可横卧、倒置。因横卧或倒置会使药液长时间与橡胶塞接触，橡胶塞中的一些杂质会进入药液，形成小白点，贮存时间越长，澄明度变化越大。另外，在贮存和运输过程中不可扭动、挤压和碰撞瓶塞，以免漏气造成污染。

3. 其他药品的管理

(1) 高风险药品管理：可以采用"金字塔"式的分级管理。A 级高风险药品是高风险药品管理的最高级别，且使用率高，一旦用药错误，患者死亡风险增高，如高渗葡萄糖注射液、胰岛素、氯化钾注射液。B 级高风险药品使用频率较高，一旦用药错误，会给患者造成严重伤害，但给患者造成伤害的风险等级较 A 级低，如阿柔比星、顺铂注射液。C 级高风险药品使用频率较高，一旦用药错误，会给患者造成严重伤害，但给患者造成伤害的风险等级较 B 级低。对高风险药品应设置显著的警示标志，保证账物相符。

(2) 近效期、滞销药品管理：实行效期管理制度，成立效期管理小组，设置"效期药品一览表"，将每批药品失效期的先后分别标明，使之一目了然。每一货位要设货位卡，注明效期和数量，记录发药、进药情况应与"效期药品一览表"相一致，在效期卡片上注明数量和失效期，挂在该药品堆架下。定期检查，做到近期先用，跟踪管理。跟踪管理分为 3 个月效期药品跟踪和 6 个月效期药品跟踪，药品效期管理记录齐全。

(3) 不合格药品及破损药品管理：药学人员在药品调剂、发放、补充上架工作中应检查药品质量，发现不合格药品及过期药品应立即停止使用，并进行登记，内容包括品名、规格、数量、生产厂家、批号、效期等。在调配过程中发生药品破损，应及时进行登记，内容包括品名、规格、数量、生产厂家、批号、破损原因、相关责任人、记录人等。

(4) 库房色标管理：药品贮存应实行色标管理，合格药品库（区）为绿色，待验药品库（区）、退货药品库（区）为黄色，不合格药品区为红色。药库管理员发现药品质量问题时，应按色标管理制度及时更换色标，将合格的绿色标记更换为黄色标记，以示停止发货，待检验无质疑后再换上绿色标记。将有问题等待处理的药品存放在待存区，并设黄色标记。将过期及其他原因不合格的药品存放在不合格区，并设红色标记以示区分。

二、药品的盘点

PIVAS 的运作模式下，药品从库房领取到调配成成品的过程中，有多个操作环节，与原来的护理人员领药相比，增加了拆包、分零、上架、摆药等操作过程，增加了药品破损的概率，导致药品盘存的复杂程度大为增加。而 PIVAS 药品二级库房药品管理的一项基本要求就是做到库存药品管理账账相符、账物相符。药品盘点不但应提高金额符合率，也应当努力提高账物相符率。有的医院将账物相符率 >90% 作为药品盘点是否合格的标准。建立完善的药品管理制度：PIVAS 应当建立完善的药品盘点、领药、借药、破损药品登记、调配错误登记等制度。将各项工作落实到人，如发现差错，应及时纠正，找出原因，不断完善药品管理制度。

1. 影响盘点因素分析及解决办法

(1) 药品破损：药品拆瓶或上架时摔破，没有及时报损，有时已经报损但没有记录或冲账。破损药品应当在每次盘点前登记报损，对于盘点时还未冲账的药品应当加入盘点数量。

(2) 出入库处理不及时：在盘点前未将已经领入库的药品在计算机入账，造成药品实际数量大于库存数；一些情况下药品退药出库但没有出账，造成药品实际数量小于库存数。因此，对于出入库药品应做到及时入账。

(3) 领药差错：从库房领药时，由于药品包装规格变化，领药人员疏忽等导致包装规格、数量等造成差错。应当完善领药制度，入库时逐个核对药品名称、规格、厂家，同时领药人员应熟悉药品规格、大包装数量等。

(4) 药品虚入库：在库房暂时无药的情况下，PIVAS 向其他部门（如门诊药房）借药，暂时上虚库，包括借出药品和借入药品。应建立借药本和药品虚入库记录本，上虚库药品领药后及时减库，盘点前全部处理。对于盘点时暂时不能归还的药品在上账时应扣除。

(5) 药品摆放两处以上导致漏盘、汇总错误：由于 PIVAS 使用输液量大，有时当天拆零输液没有上架，或退药没有放回药架，从而导致药品遗漏盘点。解决办法是在盘点前将所有药品归位，每种药品尽量放在同一个位置。

(6) 药品多种规格和厂家：同种药品多种规格或者多个厂家容易造成发错药或盘点混乱，对于不同规格、厂家的同种药品尽量只用一种。

(7) 调换药品：如临床科室医务人员要求 PIVAS 用 A 药换取等价的 B 药，导致盘点时虽然药品金额符合，但是账物符合率下降。应当坚决避免调药、换药，保证药品质量。

(8) 盘点时间设置：盘点时间如果定在发药未完成时，盘点与发药同时进行，容易造成差错。应当把盘点时间定在当天下班后，在盘点时和盘点数据保存前不做出入库操作。

(9) 其他：盘点后将数据录入医院信息系统（HIS），由于疏忽导致的录入差错；药品调价时没有统计调价药品数量，或实际数量与理论数量不符等。这些都需要不断地提高盘点人员的工作素质，同时建立完善的盘点制度。

2. 药品盘点工作内容

(1) 盘点时间的确定：实行定期盘点制度，如果盘点周期较长，不利于监控药品是否流失、是否在有效期内；若周期太短，则无疑增加工作量。对于贵重药品可实行每日盘点对账制度。

(2) 日常维护：对于新增药品、改变规格或厂家的药品及时编号及进行货位维护。同一系统的药品按货柜摆放并编号，如有药品位置调整应重新编号并维护。必须严格加强药品的日常维护工作。

(3) 盘点前的准备工作：盘点开始前检查所有出入库药品单据是否上账，借药本、虚入库本、破损药品登记本、调配错误登记本等是否已经处理。

(4) 盘点时按药架药品逐个盘点：按药架药品逐个盘点可以防止由于新增药品等没有进行货位维护，在盘点单上没有打出，导致错漏。对于盘点单上没有的药品，在盘点时应当补充，并通知上账人员及时维护。

(5) 输入盘点数量时的注意事项：盘点后将盘点数量输入计算机后，系统自动生成盘点损益表。如发现账物不符情况，首先复点，确认无误后，检查有无虚入库记录，有无厂家、规格变动等，如发现药品数量差别较大，可以通过与药库对账，查询单品种流水账等方法找出原因。

(6) 盘点结果保存：盘点数量输入计算机确认无误后保存，系统自动生成盘盈入库和盘亏出库单。

三、药品的养护

药品养护是指在药品贮存过程中，对药品进行科学保养的技术性工作，是保证药品在贮存期间保持质量完好的一项重要措施，也是减少损耗、确保经济效益的重要手段。药品从验收合格入库后一直到调配结束，整个在 PIVAS 滞留期间的质量，都需要依靠养护工作提供充分的保障。

1. 药品养护的意义

(1) 控制调节药品的贮存条件，保证药品质量的稳定性：稳定性是药品质量特征的重要组成部分。药品的稳定性主要由药品生产过程控制，但药品在运输、贮存过程中如果管理不当，受日光、温度等因素的影响，也会造成药品质量稳定性的下降，并直接影响药品使用的安全性及有效性，因此加强药品养护十分重要。

(2) 及时发现质量或外观质量特性不符合要求的药品：由于药品本身的理化性质不稳定，所以即使在规定的效期内，规定的运输、贮存条件下，贮存时间过长也会变质。如果对贮存条件不重视或控制不好，药品就更易产生变质。药品养护检查即根据药品的特性，采取科学、合理的手段和方法，对贮存药品的质量进行定期检查及维护，及时发现不合格药品及近效期药品，从而采取必要的措施，确保贮存药品的质量。

考点提示

PIVAS 药品养护的意义。

2. 药品养护工作内容

(1) 药房陈列药品养护记录：每月一次，对药品质量进行质量检查、养护。

(2) 贮存(在库)药品养护：每月一次。进行药品质量检查，防虫、防鼠、防潮等。

(3) 温、湿度记录：常温为 10~30℃，阴凉库温度 <20℃，冷藏温度为 2~10℃，相对湿度为

35%~75%。由于现在很多药品要求 20℃以下贮存，所以 PIVAS 二级库房中应配备大容积的药品冷藏柜，同时设置阴凉库。对药库、冰箱、冷藏柜的温、湿度进行监测和管理，每日上午 9~10 点、下午 3~4 点各记录一次温、湿度，如温、湿度超出范围，应采取相应措施使之符合要求。

3. 药品养护检查内容

(1) 药品包装情况：主要检查药品有无包装破损或污染情况。

(2) 药品外观性状：主要按剂型特点检查。注射用灭菌粉末是否发生色泽改变、吸潮、结块、铝盖松动等；液体制剂是否发生色泽改变、浑浊、沉淀、漏药等。

(3) 药品效期：效期管理贯穿于医院药品购、运、存、销各个环节，是药品养护的重点。严把药品验收关，特别是一次入库多批号时，要分别验收入库，保证药品先进先出、近效期先出，按批号发货。各药房均有近效期药品登记本。对效期在 1~6 个月内的药品，特别是效期在 3 个月内的药品，需要重点养护、登记，并做近效期药品标示牌。每月进行汇总，填写近效期药品催销表，发放至临床科室优先使用，避免造成浪费。

(4) 科室备用药品、抢救药品的管理：每月到各临床科室检查科室抢救药品、备用药品的质量，重点是药品的效期、药品贮存条件等。对科室出现的问题，及时指出，提出整改意见，责令科室立即改正。

4. 常用药品养护检查方法

(1) 日查法：设专职养护员，每天巡查药品，该法具有细致认真的特点，可以及时发现不合格药品及近效期药品，但费时、费力。

(2) 月末清查法：月末组织人员检查药品质量情况，该法可以及时发现不合格及近效期药品。一次性清查量大，比较容易出错，同时也易流于形式。

(3) 季末盘点法：季度末盘点药品时检查药品质量，该法间隔时间过长，不能及时发现不合格药品及近效期药品，易错过最好时机，也易流于形式。

(4) “三三四”药品养护检查法：又称“三三四”药品质量循环检查法，其主要原理为：稳定性是药品质量的重要特征，药品的质量虽然会受到自身及外界因素的影响，但在规定的效期内，在规定的运输、保管、贮存条件下，药品仍可以保持原有性质，即药品的各项质量指标仍保持在合格范围之内；同时，在库药品又处于一个动态贮存状态，因此药品养护检查可以设定一定的检查周期，既要养护检查药品，但也不必时时检查。“三三四”药品养护检查法即是根据这一原理，规定每季度(3 个月)时间巡查完 1 次在库药品，即根据库房区域位置及放置药品的数量，将库房分为 A、B、C 3 个区域，A、B、C 3 个区域位置存放药品分别占总库存的 30%、30%、40% 左右，第 1 个月巡查 A 区域的药品，第 2 个月巡查 B 区域的药品，第 3 个月巡查完 C 区域的药品，周而复始，每年巡查 4 次。

应注意的问题：① 建立药品养护档案与信息，为药品养护检查提供依据。② 尽可能监测、调控好贮存条件(如温度、湿度等)，降低药品变质的可能性。③“三三四”药品养护检查过程中应严格按规定顺序(A 区→B 区→C 区)检查，以免漏查药品。④ 在确保日常养护工作开展的基础上，应将部分药品确定为重点养护品种，采取有针对性的特定养护方法。

四、特殊药品管理

PIVAS 特殊管理药品包括医疗用毒性药品、麻醉药品、精神药品等，属于国家严格管控的品种，也是医疗卫生系统临床药事管理不可忽视的一环。

1. 医疗用毒性药品、麻醉药品和第一类精神药品　这类药品绝不能与其他药品混合存放，必须设立专用仓库或专柜贮存保管（但麻醉药品和第一类精神药品可以存放在同一专柜内），专用仓库应当有防盗报警设施，专柜应该使用保险柜。专库和专柜应实行双人双锁管理，并由专人负责管理工作。药品入库验收、出库均应双人开箱、双人验收、双人复核，共同在单据上签名盖章。定期盘点，做到数字准确、账物相符。麻醉药品和第一类精神药品要建立专用账册。麻醉药品的针剂遇光变质，库（柜）应注意采取遮光措施。

2. 第二类精神药品　可以贮存在普通药品库内，但要设立独立专柜，并建立专用账册，实行专人保管的“三专”管理。

3. 特殊管理药品的报损制度　因破损、变质、过期失效而不可供药用的品种，应进行清点登记，单独妥善保管，并列表上报管理部门，听候处理意见。如销毁必须由管理部门批准，监督销毁，并由监督销毁人员签字，存档备查，不能随便处理。

任务四　医疗耗材和物料管理

一、医疗耗材和物料管理原则

PIVAS 的医疗耗材和物料应当按规定由医疗机构药学及有关部门统一采购。物料存放应按一般物料和一次性无菌物品分开贮存。PIVAS 加药调配所使用的注射器及针头等器具应一次性使用。临用前应检查包装，有破损或超过有效期的不得使用。建立药品和物料领用账册，专人负责，专用账册登记。

调配间放置物料品种符合调配需要，根据物品的性质、分类、用途摆放物品，要做到物品摆放有序、整洁；不同物料按规定取一定数量放置于固定位置；在一次性无菌物品存放和使用中，应符合 PIVAS 对静脉用药调配的要求。

物料从非控制区（如二级库房）运送到洁净室时，需要注意防止污染，且要在二次更衣室进行清洁和消毒。

二、医疗耗材和物料管理内容

1. 用于消毒环节的物品　用于消毒环节的物品有：免洗消毒液、75% 及 95% 乙醇溶液、新洁灵消毒液；免洗消毒液主要用于操作人员进入调配间后手部的消毒；75% 乙醇溶液主要用于去除乳胶手套上的粉层及操作台的消毒；95% 乙醇溶液用于操作台、紫外线灯管的消毒；新洁灵消毒液主要用于药品的消毒。以上物品数量均为 1 瓶。

75% 及 95% 乙醇溶液由库房领入务必放在密闭的带锁防火柜内，入库或者出库需要专人登记，经传递仓进入调配间，瓶装的乙醇可以分装在乙醇喷壶内，并标明分装日期。用完的空乙醇瓶丢弃在黄色医疗垃圾袋内，并按照国家有关规定销毁。

2. 一次性医疗器材　对于不同的调配间，一次性无菌物品配备会有不同。一次性无菌物品主要有 50 ml、20 ml、1 ml 注射器及静脉营养输液袋，放置在物品贮存箱内；乳胶手套、聚氯乙烯手套、16$^{\#}$配液针头、连接管等均放于篮子里，于固定位置放置。因大量调配操作会引起手部的创伤，故调配间内应放置创可贴，放置数量根据不同的调配间及操作人员数量而定。包裹手掌及各手指的纱布用胶布固定，每天保证有 3 块纱布即可。

(1) 领用：按实际工作需要，向医院库房申领质量合格的一次性注射器及针头、帽子、手套、口罩、中单、纱布、棉球等。

(2) 贮存：将收到的一次性医用器材清点后贮存于二级库房或者杂物间，堆放整齐，并注意有效期限，做到过期报废，近效期先用，远效期后用。

(3) 使用：每天由专人将所需的耗材去掉外包装，放入控制区的传递仓，经传递仓进入调配间以供使用。对于一次性使用的医疗器材不得重复使用，使用过的，应放入黄色的医疗废物桶内，并按照国家有关规定销毁。用后的针头和针筒分离后，针头放入利器盒，按照国家有关规定统一销毁处理。

3. 无菌调配服　重复使用的无菌调配服应该定期检查和修补。不用时不要接触到任何污染的地方，应单独放置在明确标示的衣挂上。使用以后需在一次更衣室清洗并烘干。

4. 药筐和药车　两者皆为运输药品的工具，必须对其洁净度有一定的控制，平均每周清洁一次。需要注意的是，不同区域间的药车不能随意推入，若从普通控制区进入控制区则必须经过车轮清洁处理，而普通药物调配间和危害药品调配间的药车则固定场所专用。

5. 其他物品　调配间需要填写的表格有：操作台每日消毒登记表、操作台每周大消毒登记表、操作台紫外线灯管每周消毒登记表、药品节约登记表，这些表格需要在年初就打印出来并装订成册，固定放置在调配间内。

思考题

1. PIVAS 医疗耗材管理应遵循什么原则？
2. PIVAS 质量控制中关键工作环节关键控制点具体有哪些？
3. PIVAS 药品的养护包括哪些方面？

项目五在线测试

（张天竹）

项目六
PIVAS 的药学服务

学习目标

- 掌握 PIVAS 药学服务中全静脉营养液、危害药品、儿科用药的混合调配基本原则及工作流程；学会运用 PIVAS 药学服务等知识，进行危害药品、全静脉营养液、儿科用药的混合调配实践操作。
- 熟悉 PIVAS 药学服务中全静脉营养液、危害药品、儿科用药的审方原则及调配注意事项。
- 了解静脉药物输注的相关内容及危害药品调配中做好自身防护工作的重要性。

思维导图

- PIVAS的药学服务
  - 全静脉营养液混合调配
    - 全静脉营养液概述
    - 审方原则
      - 按照静脉用药集中调配用药医嘱审核规范对全静脉营养液用药医嘱进行全面审核，保证用药医嘱的安全性、有效性、经济性、适宜性
    - 调配基本原则
      - 按照静脉用药集中调配技术规范和全静脉营养液的特点调配，保证全静脉营养液的质量符合相关要求
    - 调配工作流程
      - 医师开具用药医嘱→药师审核→打印标签→贴签摆药→核对→加药混合调配→成品核对→成品包装→发放
    - 调配注意事项
      - 全静脉营养液调配工作专业技术性强、操作烦琐，每个环节都应特别关注影响调配质量的相关事项
  - 危害药品混合调配
    - 危害药品概述
    - 审方原则
      - 按照静脉用药集中调配用药医嘱审核规范对危害药品用药医嘱进行全面审核，保证用药医嘱的安全性、有效性、经济性、适宜性
    - 调配基本原则
      - 按照静脉用药集中调配技术规范和危害药品的特点调配，保证危害药品输液的质量符合相关要求
    - 调配工作流程
      - 医师开具用药医嘱→药师审核→打印标签→贴签摆药→核对→加药混合调配→成品核对→成品包装→发放
    - 调配注意事项
      - 危害药品调配工作专业技术性强、风险高，每个环节都应特别关注影响调配质量的相关事项
  - 儿科用药混合调配
    - 儿童用药特点
    - 审方原则
      - 按照静脉用药集中调配用药医嘱审核规范全面审核，保证用药医嘱的安全性、有效性、经济性、适宜性
    - 调配基本原则
      - 按照静脉用药集中调配技术规范和儿科用药特点进行调配，保证药物质量符合相关要求
    - 调配工作流程
      - 除应按照成人用药调配工作流程相关规范操作外，还应特别注意儿科用药特点
    - 调配注意事项
      - 儿科用药调配工作专业技术性强，除按成人用药调配规范操作外，每个环节都应特别关注儿童特点，保证药物调配质量
  - 保障静脉用药安全输注
    - 静脉药物输注中的体外药物相互作用
    - 安全实施静脉药物输注应注意的问题
    - 静脉药物输注的并发症及其防治

任务一 全静脉营养液混合调配

全静脉营养液也称全肠外营养液，俗称“三升袋”。全静脉营养液的合理应用大大保证了患者热量和氮的来源，能及时补充电解质、微量元素，对患者机体维持良好的营养状况、避免或减少并发症的产生具有重要的作用。

一、全静脉营养液概述

（一）全静脉营养液组成

全静脉营养液是将机体所需的营养要素按一定的比例和速度以外周或中心静脉插管输入的方式直接输入机体的注射剂。目前，最常用的全静脉营养液主要由葡萄糖、脂肪乳、氨基酸、电解质、维生素、微量元素和水等基本营养素组成。

1. 葡萄糖　葡萄糖在生物学领域具有重要的地位，是活细胞的能量来源和新陈代谢的中间产物，即生物的主要供能物质。葡萄糖临床应用广泛，可为各种高热、脱水、昏迷或不能进食的患者提供所需的水分和热量。

2. 脂肪乳　脂肪乳是全肠外营养时机体的能量来源之一。20 世纪 60 年代开始在临床应用，近 60 年以来，从最初的长链脂肪乳到鱼油脂肪乳已经有多种类型的制剂在国内使用。除供能外，脂肪乳尚可提供必需脂肪酸。

3. 氨基酸　氨基酸是机体合成蛋白质及其他生物活性物质的底物。其中 8 种氨基酸人体自身无法合成，必须由体外补充。因此，每天必须补充一定量的外源性氮。健康成人的氨基酸基本需要量是 0.8~1 g/(kg·d)，但在严重分解代谢、明显的蛋白质丢失或重度营养不良时需要增加补充量。此外，在特殊情况下，某些氨基酸可能成为条件必需氨基酸（精氨酸、谷氨酰胺、组氨酸、半胱氨酸）。市售的成人“平衡”氨基酸溶液中含 13~20 种氨基酸，包括所有必需氨基酸。

4. 电解质　电解质输液一般是指经外周静脉途径输注葡萄糖、电解质液体，为患者提供一定的能量底物，维持水、电解质平衡，保持机体内环境的稳定。

5. 维生素　维生素在人体代谢和生理功能上占有重要的地位，三大营养素成分的正常代谢，以及某些生化和生理功能都需要有各种维生素参与。

6. 微量元素　微量元素是指占生物体总质量 0.01% 以下，且为生物体所必需的一些元素，如铁、硅、锌、铜、碘、溴、硒、锰等。这些微量元素在体内的含量虽小，但在生命活动过程中的作用非常重要。

疾病状况是影响患者营养素需要的主要因素之一。当机体处于疾病状况下，自身无法提供维持生命活动所必需的营养素时，营养支持制剂可提供机体需要的营养素，它可完全被人体吸收，尤其是全肠外营养，但缺乏人体自身调节的过程，因此，若使用不当，很可能造成营养素过量。但如果补充过少，又可能导致营养状况的进一步恶化。不同的营养配方组成，在体内代谢过程完全不同，导致不同的生物效应，因此全静脉营养液组方在临床治疗过程中起了非常重要的作用。

考点提示

全静脉营养液的组成。

知识拓展

营养支持的目的是维持与改善机体器官、组织及细胞的代谢与功能，促进患者康复。营养不足和营养过度对机体都是不利的。因此，在实施营养支持时，首先要明确人体的正常营养需要。正常人体所需的营养素主要包括糖类、脂肪、蛋白质、水、电解质、微量元素和维生素。其中三大营养物质糖类、脂肪和蛋白质的代谢是维持人体生命活动及内环境稳定最重要的因素。机体的能量储备主要依赖糖和脂肪，而蛋白质在体内无储备，它是各器官和组织的组成成分。

（二）全静脉营养液给药途径

用于全静脉营养液输注的静脉置管途径可分为周围静脉置管与中心静脉置管。

1. 周围静脉置管　由四肢或头皮等浅表静脉输入的方法，适合短期(10~14天)应用。优点：操作简单，并发症少而轻。缺点：不能耐受高渗液体输注，长期应用会引起静脉炎。

2. 中心静脉置管　中心静脉置管分为经外周穿刺置入中心静脉导管、直接经皮穿刺中心静脉置管、隧道式中心静脉导管、输液港。

(1) 经周围静脉进入中心静脉：适合长期（>15天）应用。优点：留置时间长，可减少穿刺次数，并发症发生率较低，可输入高渗液体。缺点：护理不当可能引起导管阻塞、血栓性静脉炎等并发症。

(2) 锁骨下静脉置管：优点是置管时间长，可输入高渗液体。缺点是易引起导管有关的败血症、血管损伤、血栓等。

二、全静脉营养液审方原则

1. 药师审核为主，计算机信息系统软件为支撑。借助PIVAS的药学专业技术电子信息支持系统中药物配伍审核、剂量审核、全静脉营养药物处方审核等功能模块系统完成用药医嘱初步审核，药师对通过初步审核的用药医嘱进行全面审核。

2. 审方药师应按照相关法规性文件的规定，结合患者病情及用药史，对用药医嘱的合法性进行审核，保障患者用药安全。合法性审核主要审核用药医嘱来源、医师执业资格、医师的处方权限、处方类别、医师签名等是否符合要求。

3. 审方药师应按照相关法规性文件的规定，对用药医嘱进行规范性审核，保障患者用药安全、有效。逐项审查的内容包括患者姓名、性别、年龄、体重或体表面积、病房、床号、住院号、临床科室、临床诊断、药物过敏史、标注的滴注速度等是否正确、完整、清晰，用药医嘱是否有效，医师签字或签章与备案字样是否一致等。

4. 审核患者的病情是否适合使用全静脉营养液。

(1) 全静脉营养液主要适用于：① 重度分解代谢患者，胃肠功能 5~7 天内不能恢复者，如 50% 以上烧伤、大手术、脓毒血症、复合伤、肠道炎性疾病。② 大剂量放化疗、口腔溃疡、骨髓移植、严重呕吐患者。③ 患者不能从胃肠道吸收营养，主要是小肠疾病，如系统性红斑狼疮、肠外瘘、硬皮病、小肠切除 >70%、放射性肠炎、顽固性呕吐（化疗等）、严重腹泻等。④ 胃肠功能障碍引起营养不良。⑤ 中重度急性胰腺炎。

(2) 全静脉营养液对治疗有益：① 需行大手术，大剂量化疗的中度营养不良患者，在治疗前 7~10 天给予全静脉营养液。② 大手术：7~10 天内不能从胃肠道获得足够营养。中等度应激：7~10 天内不能进食。③ 在 7~10 天内不能从胃肠道获得足够营养的其他患者。④ 肠道炎性疾病：炎性粘连性肠梗阻，改善营养 2~4 周等粘连松解后再决定是否手术。⑤ 妊娠剧吐，超过 5~7 天。

(3) 应用全静脉营养液价值不大：① 轻度应激或微创而营养不良，且胃肠功能 10 天内能恢复者，如轻度急性胰腺炎等。② 手术或应激后短期内胃肠功能即能恢复者。③ 已证实不能治疗的患者。

(4) 不宜应用全静脉营养液：① 胃肠功能正常。② 需要尽早手术，不能因全静脉营养液耽误时间。③ 估计全静脉营养液应用少于 5 天。④ 患者预后提示不宜用全静脉营养液，如临终期、不可逆昏迷等。

5. 药师审核医嘱时应当进行全用药医嘱审核，防止全静脉营养输液以外、其他剂型的同类药品重复用药，以及存在或有潜在相互作用、配伍禁忌等。

6. 确认全静脉营养液用药医嘱各营养组分的药品品种、剂型、规格、给药途径、用法、用量、给药时间、给药频次和疗程的正确性与适宜性。

(1) 葡萄糖：推荐成人葡萄糖的最大输注剂量为 5 mg/(kg·min)。葡萄糖在全静脉营养液中的比例(g/ml)一般应小于 23%，最好小于 15%，保证营养液稳定。经周围静脉输注，葡萄糖浓度不超过 10%。若液体量需要限制，可以配合使用 5%、10% 和 50% 葡萄糖注射液。

课堂讨论

某全静脉营养液配方：50% 葡萄糖 1 000 ml，0.9% 氯化钠 1 000 ml，8.5% 乐凡命[复方氨基酸注射液(18AA-Ⅱ)] 750 ml，30% 脂肪乳 250 ml，水乐维他（水溶性维生素）1 支，10% 氯化钾 40 ml，达美（多种微量元素）10 ml，维他利匹特（脂溶性维生素）10 ml，25% 硫酸镁 4 ml，格利福斯（有机磷酸盐）10 ml，10% 葡萄糖酸钙 50 ml。

依据全静脉营养液审方原则，判断以上组方中葡萄糖在全静脉营养液中所占比例是否符合周围静脉输注要求。

(2) 脂肪乳：根据每个患者对糖类和脂肪的耐受性，脂肪所提供的能量可占非蛋白热量的30%~50%，某些情况下可达到60%以上。成人常用剂量为1.2~1.5 g/(kg·d)。含脂肪乳剂输注液的输注时间应在16 h以上，最好能够24 h均匀输注。危重症患者可选用中长链脂肪乳以改善氮平衡。

(3) 氨基酸：成年人蛋白质应用的安全剂量为0.75 g/(kg·d)。全静脉营养液中，氨基酸的供给量应为0.8~1.2 g/(kg·d)。在疾病及恢复阶段，应每天摄入蛋白质1~2 g/kg。除了可维持机体正氮平衡外，全静脉营养液中的氨基酸还具有缓冲和调节pH的理化特性，能抵消低pH的葡萄糖溶液对乳剂的破坏作用，氨基酸量越多，缓冲能力越强。因此，氨基酸在全静脉营养液中应占液体总量的1/3，并先与脂肪乳剂或葡萄糖溶液混合，以保证脂肪乳剂的稳定性。

(4) 全静脉营养液中氨基酸、葡萄糖、脂肪乳剂的容量比通常为2∶1∶1或1∶1∶1或2∶1∶0.5。

(5) 维生素：维生素可分为水溶性和脂溶性两大类。前者包括B族维生素、维生素C等，后者包括维生素A、维生素D、维生素E、维生素K。水溶性维生素在体内无储备，长期全静脉营养液输液时常规提供多种维生素可预防其缺乏。脂溶性维生素在体内有一定的储备，短期禁食者不致缺乏。在应激状态下，人体对部分水溶性维生素，如维生素C、维生素B_6等的需要量增加。按规范要求，水溶性维生素最多可用4支，脂溶性维生素和复合维生素注射液每日1支即可。

7. 全静脉营养液由于组方成分较多，药师在审核时要关注用药医嘱中的各营养素选择是否适宜，各营养组分比例是否合理，电解质用量、溶媒补给、热量供给、热氮比和糖脂比是否合理。

(1) 补液量的控制：每日补充溶媒量按照以下原则计算。第一个10 kg，补100 ml/kg；第二个10 kg，补50 ml/kg；超过20 kg，补20 ml/kg；发热患者超过37℃，每升高1℃，每天多补充300 ml。

(2) 电解质限度：$[Na^+]<100$ mmol/L，$[K^+]<50$ mmol/L，$[Ca^{2+}]<1.7$ mmol/L，$[Mg^{2+}]<3.4$ mmol/L。

(3) 糖脂比：(1~2)∶1。

(4) 糖与胰岛素比例：(5~10)∶1。

(5) 热氮比：(100~200)∶1。

(6) 总体积 >1 500 ml才能加入微量元素。

(7) 丙氨酰谷氨酰胺应与至少5倍体积的溶媒混合。

8. 确认用药混合配伍的合理性、相容性和稳定性，关注用药医嘱中的各营养素配伍是否安全，是否存在配伍禁忌。

(1) 磷制剂与钙制剂：① 全静脉营养液中，如钙和磷酸盐的浓度乘积超过75 mmol/L，则易在硅胶导管中形成磷酸钙沉淀。② 全静脉营养液中的氨基酸浓度低于2.5%时，易发生磷酸钙沉淀。③ 全静脉营养液中的pH较高易出现沉淀。

(2) 葡萄糖与脂肪乳剂：葡萄糖溶液pH为3.5~5.5，而脂肪乳剂的pH在8左右，当葡萄糖直接与脂肪乳剂混合时，pH的急速下降会破坏脂肪乳剂的稳定性，因此需分开加入两种制剂，并且要控制好加入量。

(3) 电解质与脂肪乳剂：电解质的阳离子可中和脂粒表面的负电荷，降低脂粒间的排斥力，促使脂粒凝聚，且阳离子的价越高，中和负电荷的能力越强。因此，全静脉营养液组方应控制电解质的加入量，一价阳离子总量 <150 mmol/L，二价阳离子总量 <4 mmol/L。

(4) 维生素 C 与多种微量元素：维生素 C 和含维生素 C 制剂的水溶性维生素，可与多种微量元素、醌类维生素 K 发生氧化还原反应，故应分开加入不同溶液中调配。

9. 确认全静脉营养液的渗透压与给药途径的适宜性。全静脉营养液渗透压高于 500 mOsm/L 应经中心静脉给药，低于 500 mOsm/L 可经周围静脉给药。全静脉营养液 pH 低于 5 或大于 9 时，不适合经周围静脉输注。

10. 确认全静脉营养液中不添加其他药物，也不在经静脉输入营养液的线路中投入其他药物，保证输入体内的全静脉营养液的安全性和有效性。

胰岛素在营养液中较稳定。如果患者血糖调节比较稳定，可按胰岛素与葡萄糖的比例将胰岛素加入营养液中与营养液同时输入，并定时测定血糖。

11. 儿童、老年人、孕妇及哺乳期妇女用药，应进行用药量的计算与核对。

12. 确认全静脉营养液与包装及静脉输液工具材料的适宜性。

(1) 全静脉营养液的包装材料：聚乙烯醋酸酯为目前全静脉营养液的主要包装材料，聚氯乙烯袋的脂溶性增塑剂可致毒性反应，现已不用。

(2) 静脉输液工具材料：硬质导管（聚氯乙烯、聚丙烯、聚乙烯）置管成功率较高，但感染发生率和机械性并发症发生率也高，而较软质导管发生栓塞、创伤的概率较低，长期使用有一定的优势。

13. 确认全静脉营养液与调配操作规范的适宜性。

14. 审方药师需评估患者疾病情况及临床检查的危急值与用药医嘱的潜在风险。

15. 确认全静脉营养液用药医嘱所选药物是否符合经济性。审核药品品种、规格、用量对患者和调配是否经济，应确保其他禁忌证、其他不适宜用药的情况及需与医师进一步核实的任何疑点或未确定的内容。

16. 全静脉营养液用药医嘱审核有时效性，应根据临床需要与调配工作流程对用药医嘱进行有效、及时审核，以确保后续摆药、混合调配环节的顺利进行。

17. 经药师审核用药医嘱确认，并完成混合调配和成品校对流程后，计算机用药医嘱软件系统应加锁保护，任何人不得再进行修改。

18. 判断为不合法、不规范、不适宜的用药医嘱，药师应提出审核意见或建议，反馈给医师进行修改或重新开具用药医嘱，医师拒绝修改或拒绝重新调整开具用药医嘱的，药师应及时向药学部门主任或医务部门请示处理，有严重错误或者有配伍禁忌，医师又拒绝修改纠正的，药师应当拒绝调配。

考点提示

全静脉营养液稳定性影响因素：调配步骤、营养液 pH、组分浓度、渗透压、温度等。

三、全静脉营养液调配基本原则

1. 全静脉营养液调配工作专业技术性强、操作烦琐，因此要求调配操作人员具有以下素质。

(1) 具备良好的职业道德、高度的责任感，经过药学专业知识和静脉用药集中调配操作岗位责任制规范化培训，并经考核合格。

(2) 需熟悉各种营养药物的理化特征、稳定性及在营养液中浓度的限量。

(3) 掌握营养液中各种营养药物之间的配伍禁忌及加配顺序。

(4) 熟练掌握无菌技术的基本原则，无菌技术和无菌混合调配的规范，水平层流洁净台内的操作规范。

(5) 掌握洁净室内物料的准备和运输、洁净区设施的清洁和维护、检测仪器的使用和维护、洁净区内人员行为要求。

2. 全静脉营养液需在万级洁净区的调配间进行调配工作，调配间配备百级水平层流洁净台，配备对应的一次更衣室、二次更衣室及洁净洗衣洁具间。进入洁净区需更换洁净区专用鞋、穿洁净隔离服、戴口罩、戴手套，环境应保持安静、整齐、宽敞明亮，进行无菌操作时避免来回走动。

3. 全静脉营养液调配操作需在百级水平层流洁净台中完成，调配操作人员需掌握洁净台的功能区域划分及台上物品的正确摆放，从而保证洁净台工作质量。

(1) 水平层流洁净台通常划分成三个区域：内区，距离高效过滤器 10~15 cm 以内区域，适宜放置打开的安瓿和开包装的无菌物体；工作区，即工作台的中央部位，所有的调配应当在此区域完成；外区，距工作台外缘 15~20 cm 以内区域，可用来放置有外包装的注射器及其他物体。

(2) 操作台上摆放的物品不要过多，高效过滤器旁边不要放置物品，大物品间的距离约 15 cm 为宜，小物品间的距离约 5 cm 为宜，从而保证层流气体定向流动。

4. 全静脉营养液混合调配的药品均需经过审方药师审核合格，并摆药贴签核对后才可进行调配，未经审核签名的输液标签或未进行摆药贴签核对的溶媒不得进行混合调配。

5. 全静脉营养液混合调配人员进入 PIVAS 都必须按照中心的更衣流程与规范，更换衣帽。

6. 全静脉营养液混合调配时实行一岗双责，应严格按照全静脉营养液调配标准操作规程及无菌操作规程进行调配。

7. 全静脉营养液混合调配前应先启动水平层流洁净台 30 min，再对水平层流洁净台擦拭消毒后方可进行调配。

8. 调配过程中应保持水平层流洁净台的持续运转，从而满足无菌操作环境要求。

9. 调配前应准备调配全静脉营养液所需要的全部辅料，要求其符合全静脉营养液调配要求，调配人员调配前按要求进行相关检查合格后方可使用。

调配辅料主要有一次性使用的静脉营养输液袋、一次性注射器、混匀器、乙醇喷壶、无菌纱布、无菌手套、砂轮等。一次性静脉营养输液袋需按操作规程打开，启封前应检查外包装及封口处的效期，输液袋包装有无破损、保护套脱落或内有异物，如有问题应立即更换。检查无误后方可用于盛装调配液。

知识拓展

一次性静脉营养输液袋

一次性静脉营养输液袋的主要部件：瓶塞穿刺器保护套、瓶塞穿刺器、带空气过滤器和塞子的进气口、三通、止液夹、流量调节器、滴斗、外圆锥接头保护套、注射器、药液过滤器、导管、加药件、袋体等。输液袋构造符合全静脉营养液混合调配要求，并且适用于患者静脉输送营养液体。

10. 根据调配任务及药品特点选用适宜的一次性注射器。

(1) 混合调配电解质选用 50 ml 注射器。

(2) 混合调配微量元素、水溶性维生素、脂溶性维生素、磷酸盐溶液选用 20 ml 注射器。

(3) 混合调配 25% 硫酸镁选用 10 ml 注射器。

(4) 混合调配胰岛素选用 1 ml 注射器。

11. 全静脉营养液混合调配技术人员应当按输液标签核对药品名称、规格、数量等的准确性和药品有效期及完好性，确认无误后，方可进入加药混合调配操作程序。

12. 全静脉营养液调配人员的调配操作应在工作区内进行，手腕或肘部不要放置在洁净工作台上，保证水平层流洁净台气流定向流动，并应严格遵守无菌技术操作规程进行调配。

13. 全静脉营养液调配操作人员需按照营养药物正确加入顺序进行调配，避免有配伍禁忌药物间发生相互作用，影响全静脉营养液的质量。

14. 调配过程中，输液出现异常或对药品配伍、操作程序有疑点时应当停止调配，报告当班负责药师查明原因，或与处方医师协商调整用药医嘱；发生调配错误应当及时纠正，重新调配并记录。

15. 混合调配过程中严禁随意离开，确保调配质量。

16. 混合调配时应随时保持洁净调配区、操作台的清洁和整齐。

17. 调配结束后，应再次核对输液标签与所用药品名称、规格、用量符合要求，才可在输液标签上签名或者盖签章。

18. 调配过程中，每完成一份成品全静脉营养液调配后，应当清理操作台上的废物。

19. 混合调配完成的成品输液应严格按核对包装顺序摆放。

20. 混合调配工作结束后需对调配间及水平层流洁净台进行彻底清场、清洁、消毒，保证混合调配台及环境安全洁净。

四、全静脉营养液调配工作流程

(一) 临床医师开具全静脉营养输液用药医嘱

医师依据患者疾病的诊断，为治疗需要，遵循安全、有效、经济的合理用药原则，开具处方或用药医嘱。病区按规定时间将患者需要静脉输入的全静脉营养液医嘱传送至 PIVAS。

(二) 审核全静脉营养液用药医嘱

按全静脉营养液审方原则和静脉用药集中调配用药医嘱审核规范，负责医嘱审核的药师对患者全静脉营养液用药医嘱的安全性、有效性、经济性、适宜性进行全面审核。

(三) 打印标签与标签管理

虚拟仿真资源：营养配置

1. 将审核合格的全静脉营养液用药医嘱生成输液标签。
2. 打印全静脉营养液输液标签。
3. 备份全静脉营养液输液标签。
4. 输液标签打印结束后清洁打印机、处理废弃输液标签，做好清场工作。

(四) 贴签、摆药与核对

1. 检查全静脉营养液输液标签的正确性、完整性及所用药物的适宜性。
2. 检查全静脉营养液调配所用制剂的质量是否符合要求。
3. 根据全静脉营养液输液标签信息，选择相对应静脉注射用药品和基础输液贴签，按输液标签所列药品顺序摆药。
4. 双人核对摆好药品的品名、数量、剂型等符合标签内容，确认其质量符合要求，签名。
5. 将摆好药品的容器通过传递窗送入洁净区全静脉营养液调配操作间。

(五) 全静脉营养液混合调配

1. 按更衣操作规程，进入洁净区操作间。
2. 开启水平层流洁净台，打开内部紫外线灯。
3. 将摆好全静脉营养液调配药品容器的药车推到水平层流洁净台附近的相应位置。
4. 启动水平层流洁净台 30 min 后，关闭内部紫外线灯，用蘸有 75% 乙醇的无纺布从上到下、从里向外擦拭层流洁净台内部，开启照明灯。
5. 检查一次性静脉营养输液袋有效期、包装是否完好后，按操作规程打开一次性使用的静脉营养输液袋，检查输液袋有无裂纹、异物、保护套脱落、破损，检查截流夹、输液管夹性能。
6. 检查全静脉营养液调配用物品的质量和数量是否符合相关要求。
7. 核对全静脉营养液输液标签患者姓名、药品名称、剂型、规格、用药时间、用药频次、药品有效期和完好性等信息，并再次检查选用的溶媒与基础输液的适宜性、静脉用药品配伍及剂量的合理性。
8. 用 75% 乙醇擦拭调配药品的外包装后，按针剂在上、液体在下有序摆放于水平层流洁净台操作台面。

9. 选适宜的一次性注射器，从开口处撕开，旋转针头连接注射器，固定针头，确保针尖斜面与注射器刻度处于相反方向，拉动针栓检查有无漏气。混合调配中随时固定针栓，防针栓脱落。

10. 水溶性维生素、脂溶性维生素、微量元素、磷酸盐溶液及其他电解质溶液的注射器分别做好相应标示并分开独立使用。

11. 核对输液标签患者和药品基本信息的准确性、完好性，检查各药品的澄明度，如有无玻璃屑、橡胶塞，有无变色、沉淀等，以及注意不是整支用量的药品。

12. 按照调配操作规程和无菌操作规范进行加药混合调配操作。

13. 当用一次性静脉营养输液袋装全静脉营养液时，按以下顺序加药调配。

(1) 按加入量抽吸磷酸盐、微量元素后分别加入氨基酸溶液中，混合均匀。

(2) 按加入量抽吸电解质、胰岛素后分别加入葡萄糖或糖盐溶液中，混合均匀。

(3) 按加入量抽吸脂溶性维生素、水溶性维生素，并用脂溶性维生素溶解水溶性维生素后加入脂肪乳中，混合均匀。

(4) 关闭三升袋所有输液管夹，灌装葡萄糖或糖盐溶液和氨基酸溶液，将氨基酸溶液套入网套，分别连接三升袋两路管路并倒转这两种溶液，悬挂在水平层流洁净台的挂杆上，打开输液管夹，缓慢按压，充分混匀，待葡萄糖或糖盐溶液和氨基酸溶液全部流入三升袋后，及时关闭相应输液管夹。

(5) 最后灌入脂肪乳，先套入网套，连接三升袋第三根管路，并倒转脂肪乳溶液，悬挂在水平层流洁净台的挂杆上，打开输液管夹，缓慢按压，充分混匀，待脂肪乳全部流入三升袋后，及时关闭相应输液管夹。

(6) 拆除输液管，使三升袋袋口向上，将袋中多余空气排出后关闭截流夹，再将输液管口套上无菌帽。

(7) 挤压三升袋，观察无液体渗出，完成调配混合操作。

考点提示

使用一次性静脉营养输液袋装全静脉营养液时的加药调配顺序。

课堂讨论

将全静脉营养液装入三升袋时，是否可以先将葡萄糖或糖盐溶液和脂肪乳混合？说明理由。

14. 当使用工业化三腔袋包装的脂肪乳、氨基酸、葡萄糖注射液时按以下顺序进行混合调配。

(1) 三腔袋水平放置，沿着上边缘撕掉紧挨端口的凹槽，轻轻撕开长边，去除外包装。

(2) 将三腔袋放置于操作台台面，从把手边向端口边紧紧卷起，首先用右手握住，然后左手持续给力，直到垂直密封条被挤压打开。

(3) 颠倒三次，使三腔袋内液体混合均匀。

(4) 除去钢针口的防破坏标签并消毒。

(5) 根据输液标签抽吸需要量胰岛素加入三腔袋内，缓慢按压，混合均匀。

(6) 按加入量抽吸脂溶性维生素和水溶性维生素，并用脂溶性维生素溶解水溶性维生素后加入三腔袋内，缓慢按压，混合均匀。

(7) 按加入量抽吸磷酸盐、微量元素后分别加入三腔袋内，缓慢按压，混合均匀。

(8) 最后按加入量抽吸电解质、胰岛素后分别加入三腔袋内，缓慢按压，混合均匀。

(9) 根据输液标签将规格较大的丙酰胺谷氨酰胺注射液、ω-3 鱼油脂肪乳使用灌装通路灌入三腔袋内，缓慢按压，混合均匀。

知识拓展

工业化三腔袋

工业化三腔袋是从全合一理论基础上发展起来的工业化生产的全合一产品，其配方合理，符合低氮低热量趋势。预灌注标准全合一营养液，由两个密封条隔成三个独立的腔室，在严格无菌的生产环境下，将葡萄糖、氨基酸、脂肪乳分别置于三腔之中。在临床使用时，只需将两个密封条撕开，即可完成全合一营养液的混合过程，应用于患者。如患者有部分胃肠道功能，可与口服或肠内营养联合应用。

15. 检查输液袋中输液有无变色、沉淀、异物等。

16. 进行挤压试验，观察输液袋有无渗漏现象，尤其是加药处。

17. 审核输液标签上患者姓名和药品数量及用量等信息与调配所用过的药品空西林瓶、空安瓿相关信息是否一致，准确无误后再贴于三升袋的输液标签上签名。

18. 批次操作完成后立即整理、清洁台面，用蘸有 75% 乙醇的无纺纱布擦拭台面，将与下批输液混合调配无关的药物、余液、用过的注射器和其他物品清理干净。

19. 整个调配操作完成后进行彻底清场：清除水平层流洁净台上的物品，感染性废物弃于双层黄色垃圾袋中，损伤性废物放入利器盒中，封口并传出混合调配间；脱手套，关闭水平层流洁净台。

20. 清洁：用蘸有清水的无纺纱布由污染相对轻的区域到污染相对较重的区域清洁，先清洁玻璃、墙壁、传递窗、转运车，然后清洁操作台外壁→内侧顶部→内壁四周→台面，最后擦拭操作台对应地面，用蘸有清水的专用拖布拖地，保证地面无玻璃碎屑等。

21. 消毒：用蘸有 75% 乙醇的纱布由无菌要求相对高的区域到无菌要求相对低的区域消毒，依次消毒操作台台面→内壁四周→内侧顶部→外壁、转运车、传递窗、墙壁、玻璃等，开启水平层流洁净台风机及紫外线灯，1 h 后关闭。

22. 进入二次更衣室，脱去一次性洁净隔离服与口罩，进入一次更衣室，更换拖鞋，按七步洗手法洗手，走出调配间。

（六）成品输液核对、包装与发放

1. 核对人员核对输液标签上患者和药品相关信息与调配所用过的药品空西林瓶或安瓿相关信息是否一致，各岗位操作人员签名是否齐全，检查成品是否存在破乳、分层等现象。同时，要检查各通道是否锁紧，并轻挤静脉营养输液袋看有无渗漏、破袋，确认无误后核对者签名或盖签章。

2. 核对合格的成品输液，用适宜的塑料袋包装，按病区分别整齐放置于有病区标记的密闭容器内，送药时间及数量记录于送药登记本上。

3. 将密闭容器加锁或加封条，辅助人员将混合调配完的成品全静脉营养液输液传出调配间，配送工人及时送至各病区，由病区药疗护士开锁或启封后逐一清点核对，并注明交接时间，无误后，在送药登记本上签名。

五、全静脉营养液调配注意事项

合格优质的全静脉营养液是临床营养疗法的关键。全静脉营养液按照规范调配流程调配，为了保证调配质量，需关注以下环节中特别注意事项。

（一）用药医嘱审核

全静脉营养液用药医嘱审核除按照“静脉用药集中调配用药医嘱审核规范”规定的标准操作规程执行外，还应特别注意以下几个事项。

1. 患者的病情是否适合使用全静脉营养液。
2. 用药医嘱中的各营养素选择是否合理，计算是否准确。
3. 各营养组分比例是否合理及配伍是否安全。
4. 全静脉营养液中不添加其他药物，也不在经静脉输入营养液的线路中投入其他药物。
5. 补液量、溶媒补给、热氮比、电解质用量、热量供给和糖脂比是否合理。
6. 全静脉营养液选择的血管和静脉输液工具是否适合。

（二）核对输液标签

1. 由于全静脉营养液输液标签组分多，一般为两联，故应审核校对患者姓名、药品名称、规格、用法、加入量等各项信息的正确性、完整性。

2. 核对滴速和输注时间是否在输液标签上写清楚。

（三）贴签摆药与核对

1. 贴签时不得将原基础输液名称及规格覆盖，以便于核对。

2. 摆药时，应确认同一患者所用同一种药品的批号是相同的。

3. 须冷藏的药品，如脂溶性维生素、胰岛素，摆药后应存放于冷藏冰箱指定位置，并登记温度，次日混合调配前再传至调配间。

4. 传递进入洁净区调配间的静脉注射针剂与基础输液必须保持干净清洁。

5. 使用后的容器应及时按操作规程进行清洁、消毒,以备用。

6. 采用工业化三腔袋调配脂肪乳、氨基酸、葡萄糖注射液时,为防止氨基酸变色,摆药后外包装不得提前拆除,应在混合调配操作时现场拆除。

7. 摆药应严格执行双人核对制度,并签名或盖章。

(四) 全静脉营养液混合调配

1. 进入 PIVAS 人员必须按照中心的更衣流程与规范,更换衣帽,穿该中心工作服、工作鞋并戴工作帽。

2. 手套有破裂、渗透性时,应立即更换。

3. 一次性静脉营养输液袋使用前应进行有效期、包装密封性,有无裂纹、异物、保护套脱落、破损,截流夹、输液管夹性能等检查,确认质量符合要求才能使用。

4. 全静脉营养液调配用物料应符合无菌要求。

5. 规范物品管理,贮存应符合相关要求,无菌物品保存合格证留样。

6. 操作及清洁消毒过程避免任何液体溅入高效过滤器,以免损坏器件或引起微生物滋生。

7. 安瓿在水平层流洁净台侧壁打开,应当避免朝向高效过滤器方向打开,以防药液喷溅到高效过滤器上。

8. 严格执行调配操作规程与无菌操作规范,按流程逐一抽吸药品,药液务必抽吸干净、残留液符合规定。

9. 应根据药品规格、剂型、包装等选择适合的注射器,且在抽吸过程中合理使用注射器。

(1) 包装是安瓿类制剂:选择斜面注射器,针尖斜面朝下时抽吸阻力小、药液易抽吸干净。

(2) 包装是西林瓶类制剂:易产生胶塞屑的药品选择单侧孔注射器,不易产生胶塞屑的药品选择斜面注射器;单侧孔注射器穿刺面小,斜面注射器穿刺阻力小。

(3) 穿刺:在规定的穿刺区域穿刺,注射器针头斜面朝上垂直进针,以针头顶点也就是最细点进针穿刺面小、阻力小,不易产生液体胶塞造成注射器针头堵塞。

10. 西林瓶类粉针剂需抽吸适量液体充分溶解后再稀释。

11. 加药的同时需要进行混合,避免局部药物过浓影响混合液稳定性。

12. 调配过程中脱落的微小玻璃碎屑、丁基胶塞不易肉眼观察,应规范调配手法,加强查对。

13. 混合调配操作前、中、后均应当核对输液标签患者和药品基本信息的准确性、完好性。

14. 严格按照静脉用药调配标准规程进行混合调配操作,确保全静脉营养液的稳定性。

(1) 葡萄糖 pH 为 3.5~5,而脂肪乳在 pH < 5 时不稳定,所以葡萄糖不能直接与脂肪乳混合。

(2) 不能将磷制剂与钙制剂加入同一溶液中,避免生成磷酸钙沉淀。

(3) 电解质可以破坏脂肪乳分子结构,所以不应直接加至脂肪乳中。

(4) 多种微量元素注射液与甘油磷酸钠注射液应分别加入两瓶氨基酸,避免局部浓度过高发生变色反应。

考点提示

为确保全静脉营养液的稳定性，调配过程要牢记：葡萄糖不能直接与脂肪乳混合；不能将磷制剂与钙制剂加入同一溶液；电解质不能直接加入脂肪乳中；多种微量元素注射液与甘油磷酸钠注射液应分别加入两瓶氨基酸中。

15. 全静脉营养液必须按顺序进行混合调配，避免有配伍禁忌的药物接触发生不良作用。

16. 每次加药操作完成都应检查输液袋中输液有无变色、沉淀、异物等。

17. 混合调配所用的药物，如果不是整瓶（支）用量，应有第二人校对，并在输液标签上有明显标识，以便成品核对者校对。

18. 胰岛素可被聚氯乙烯滴注管吸附，建议使用胰岛素泵给药。

19. 调配过程中，输液出现异常或对药品配伍、操作程序有疑点时应当停止调配，报告当班负责药师查明原因，或与处方医师协商调整用药医嘱；发生调配错误应当及时纠正，重新调配并记录。

（五）成品全静脉营养液核对

1. 应重点核对成品全静脉营养液有无变色、破乳、分层等质量问题。

2. 核对截流夹、输液夹是否关闭，是否套无菌帽，输液袋有无渗漏。

3. 非整瓶（支）用量药品标记是否完整，正确。

4. 须向病房药疗护士特别交代的有关事项是否已在输液标签上写清楚。

5. 核对各岗位操作人员签名是否齐全。

（六）成品输液发放及运送

1. 全静脉营养液应用专用包装袋单独包装，避免交叉污染，包装时一般每包2~3袋为宜，应轻拿轻放，避免重压。

2. 用固定转运箱，每箱装量少于10袋为宜，转运箱搬运时避免剧烈晃动，以防输液夹与截流夹松动。

3. 成品全静脉营养液传递至病房宜立即使用，如需存放，应置于2~8℃处、放置时间不得超过16 h。

（七）其他注意事项

1. 全静脉营养液应现用现配，应在24 h内输完。

2. 全静脉营养液中不能加入其他药物，除非已有资料报道或验证过。

（1）胰岛素：胰岛素在营养液中较稳定。如果患者血糖调节比较稳定，可按胰岛素与葡萄糖的比例将胰岛素加入营养液中与营养液同时输入，并定时测定血糖。

（2）抗菌药物：抗菌药物不能加在营养液中输入，以免被稀释及因营养液输入时间过长而降低药效。可将抗菌药物加入10 ml液体中，串上输液管道后与输液袋管道的侧孔相连接或使用三通接头连接，关闭营养液管道上的螺旋夹，用20 ml生理盐水冲洗营养液输入管道后再打开抗菌药物管道上的螺旋夹，输入抗菌药物，输入完毕后，撤去抗菌药物管道，再用20 ml生理盐水冲洗营养液输入管道后，打开营养液输入管道，继续输入营养液。

3. 全静脉营养液既有脂溶性成分，又有水溶性成分，整个体系以胶体溶液、乳浊液的混合形式共存，属不稳定体系。其稳定性主要和调配步骤、温度、电解质、pH 和渗透压有关。

知识拓展

全静脉营养液经中心静脉给药的注意事项

在采用中心静脉给药时，为防止导管内血凝，每 1 000 ml 的全静脉营养液中要加入肝素 600~1 200 U，并定期测定患者的尿糖、血糖、血清电解质、血浆蛋白和尿素氮，通过监测防止患者出现代谢紊乱及可能发生的其他合并症和不良反应。

4. 全静脉营养液临床常采用周围静脉和中心静脉给药。当采用周围静脉给药时，疗程一般不超过 15 天，若长时间使用，则应采用中心静脉给药。

5. 为防止环境受到污染，在临床应用全静脉营养液的时段，要求视病房的环境状况定期用紫外线灯消毒，室温最好保持在 18~26℃，室内常态下要保持通风、干燥。

6. 全静脉营养液由多种物质组成，混合液贮存和使用的时间通常在 24 h 以上，因此保证各种组分间不发生相互作用及全静脉营养液的稳定性是临床安全有效使用的前提。

任务二　危害药品混合调配

危害药品是指能产生职业暴露危险或者危害的药品，即具有遗传毒性、致癌性、致畸性，或对生育有损害作用以及在低剂量下可产生严重的器官或其他方面毒性的药品。PIVAS 在洁净无菌环境中，采用专用设备，按照无菌操作及静脉用药集中调配规程要求规范操作，集中调配危害药品，在保证危害药品调配质量的同时，还可以减轻危害药品对工作人员的危害。

一、危害药品概述

危害药品包括肿瘤化疗药物和细胞毒性药物，其在肿瘤的治疗过程中发挥着非常重要的作用。肿瘤化疗药物又分为如下几类。

（一）细胞毒性化疗药物

1. 作用于 DNA 化学结构的药物　本类药物的作用靶部位为细胞 DNA，因此可对多种生长活跃的正常组织和重要器官产生明显的毒性。

（1）烷化剂：本类药物主要有氮芥、苯丁酸氮芥、环磷酰胺、异环磷酰胺、美法仑、塞替派、白消安、六甲蜜胺，以及亚硝脲类，如卡莫司汀、尼莫司汀、司莫司汀等。多数药物对恶性淋巴瘤、白血病、乳腺癌、卵巢癌有效；部分药物对消化道肿瘤、肺癌、睾丸癌、肉瘤有效；少数药物对甲状腺癌、鼻咽癌、膀胱癌、恶性黑色素瘤等有效。

（2）铂类：本类药物主要有顺铂、卡铂、奥沙利铂等。顺铂和卡铂主要用于治疗肺癌、卵巢癌、膀胱癌、头颈部鳞癌和生殖细胞癌；顺铂还可用于治疗骨肉瘤及神经母细胞瘤等；卡铂亦可用于治疗食管癌和间皮瘤等；奥沙利铂对大肠癌、卵巢癌有较好疗效。

(3) 抗生素类：本类药物主要有丝裂霉素、博莱霉素、平阳霉素等。临床主要用于治疗头颈部肿瘤、消化道肿瘤、皮肤癌、肺癌、乳腺癌、宫颈癌。

(4) 蒽环类：本类药物主要有柔红霉素、米托蒽醌、多柔比星、表柔比星、吡柔比星等。骨髓抑制及心脏毒性是最重要的不良反应，某些患者甚至发生严重的骨髓再生障碍。临床主要用于治疗急性白血病、恶性淋巴瘤、肉瘤。

2. 影响核酸合成的药物　本类药物又称抗代谢药，是模拟正常代谢物质，如叶酸、嘌呤碱、嘧啶碱等的化学结构所合成的类似物，与有关代谢物质发生特异性的拮抗作用，从而干扰核酸，尤其是 DNA 的生物合成，阻止肿瘤细胞的分裂繁殖。它们是细胞周期特异性药物，主要作用于细胞周期的 S 期。

(1) 二氢叶酸还原酶抑制剂：本类药物主要有甲氨蝶呤、培美曲塞等。甲氨蝶呤主要用于治疗急性白血病（特别是急性淋巴细胞白血病）、恶性葡萄胎、绒毛膜上皮癌、乳腺癌、恶性淋巴瘤、头颈部癌、肺癌、成骨肉瘤等。培美曲塞可联合顺铂用于治疗无法手术的恶性胸膜间皮瘤。

(2) 胸腺核苷合成酶抑制剂：本类药物主要有氟尿嘧啶、卡培他滨、替加氟、卡莫氟、替吉奥、去氧氟尿苷、氟尿苷等。主要用于治疗消化道肿瘤、乳腺癌。

(3) 嘌呤核苷合成酶抑制剂：本类药物主要有 6- 巯基嘌呤等。主要用于治疗绒毛膜上皮癌、恶性葡萄胎、急性淋巴细胞白血病及非淋巴细胞白血病、慢性粒细胞白血病的急变期。

(4) 核苷酸还原酶抑制剂：本类药物主要有羟基脲等。主要用于治疗慢性粒细胞白血病、黑色素瘤、肾癌、头颈部癌、宫颈鳞癌。

(5) DNA 多聚酶抑制剂：本类药物主要有阿糖胞苷、吉西他滨等。阿糖胞苷主要用于治疗急性非淋巴细胞白血病、急性淋巴细胞白血病、慢性髓细胞白血病（急变期）、儿童非霍奇金淋巴瘤，鞘内应用预防和治疗脑膜白血病。吉西他滨主要用于治疗局部晚期或已转移的非小细胞肺癌、局部晚期或已转移的胰腺癌。

3. 作用于核酸转录的药物　本类药物通过影响细胞核酸转录发挥抗肿瘤作用，主要有放线菌素 D、阿克拉霉素等。放线菌素 D 主要用于治疗霍奇金病及神经母细胞瘤、无转移的绒癌、睾丸癌、儿童肾母细胞瘤、尤文肉瘤、横纹肌肉瘤。阿克拉霉素主要用于治疗肺癌、乳腺癌、消化道肿瘤。

4. 作用于 DNA 复制的拓扑异构酶抑制剂　本类药物通过抑制拓扑异构酶而发挥细胞毒作用，使 DNA 不能复制，造成不可逆的 DNA 链破坏，从而导致肿瘤细胞死亡。主要有伊立替康、托泊替康、羟喜树碱、依托泊苷、替尼泊苷。伊立替康用于治疗晚期结直肠癌。托泊替康用于治疗小细胞肺癌及初始化疗或序贯化疗失败的转移性卵巢癌。依托泊苷对恶性生殖细胞瘤、神经母细胞瘤、横纹肌肉瘤、卵巢癌有效。替尼泊苷对颅内恶性肿瘤有效。

（二）影响激素平衡的药物

1. 抗雌激素类　托瑞米芬，为非甾体类三苯乙烯抗雌激素衍生物，对雌激素受体有较高的亲和力，适用于治疗绝经后妇女雌激素受体阳性或不详的转移性乳腺癌。

2. 芳香化酶抑制剂 ① 依西美坦：为不可逆的甾体芳香化酶选择性抑制剂，通过抑制芳香化酶来减低雌激素以治疗绝经后妇女激素依赖型乳腺癌。② 来曲唑：为选择性的非甾体类芳香化酶抑制剂，适用于治疗绝经后晚期乳腺癌。

3. 抗雄激素类 比卡鲁胺，为非甾体类抗雄激素药物，与黄体生成素释放激素类似物或外科睾丸切除术联合应用于晚期前列腺癌的治疗。

（三）其他抗肿瘤药物

其他抗肿瘤药物包括生物反应调节剂和新型分子靶向药物等。

1. 伊马替尼 用于治疗慢性粒细胞白血病急变期、加速期或干扰素治疗失败后的慢性期患者；不能手术切除或发生转移的恶性胃肠道间质肿瘤患者。

2. 吉非替尼 用于治疗既往接受过化学治疗的局部晚期或转移性非小细胞肺癌。既往化学治疗主要是指铂剂和多西紫杉醇治疗。

3. 厄罗替尼 用于一线化疗失败的局部晚期或转移性非小细胞肺癌。

二、危害药品审方原则

1. 药师审核为主，计算机信息系统软件为支撑。借助 PIVAS 的药学专业技术电子信息支持系统中药物配伍审核、剂量审核、危害药品处方审核等功能模块系统完成用药医嘱初步审核，药师对通过初步审核的用药医嘱进行全面审核。

2. 审方药师应按照相关法规，结合患者病情及用药史，对用药医嘱的合法性、规范性进行审核。

3. 审方药师需确认患者的病情是否适合使用化疗药物。根据患者年龄、性别、种族及肿瘤的病理类型、分期、耐受性、分子生物学特征等因素，结合抗肿瘤药物临床应用的基本原则，综合确定使用化疗药物对患者病情治疗是否有益。

4. 审方药师需确认化疗药物的选择是否符合疾病诊疗规范和指南、方案。

依据临床诊断确认患者肿瘤的类型、生物学行为、病理与分期等，参考疾病诊疗规范及抗肿瘤药物临床应用的基本原则中各类抗肿瘤药物的适应证确认化疗药物选择是否合理。

5. 审方药师需确认抗肿瘤药物剂型、规格、给药途径、用法、用量、给药时间、频次和疗程的正确性与适宜性。需根据患者的年龄、体重、体表面积、肝肾功能和其他生理信息，对用药量进行计算与核对。

6. 确认特殊人群如新生儿、儿童、老年人及妊娠期、哺乳期妇女患者和有重要基础疾病的患者给药方案的合理性和适宜性。

7. 确认化疗方案是否需要给予化疗辅助药物。抗肿瘤辅助药物主要用于治疗肿瘤药物的毒副作用，提高药物治疗剂量和疗效，改善患者的生存质量等。常用的化疗辅助用药有：镇痛药；止吐药，常用 5-HT_3 受体拮抗剂；增白细胞药；抑制破骨细胞药物；叶酸类似物；放疗、化疗增敏剂等。

8. 确认患者的病情是否适合多种化疗药物联合应用。要充分考虑患者的机体状况和病情，根据细胞增殖动力学、联合使用作用机制和毒性综合确认联合给药方案的可行性。

9. 确认给药方案执行时间的适宜性，长期化疗用药医嘱，审核时需要关注医嘱已执行到第几天，防超时间用药。

10. 依据药品说明书及患者病情，确认是否存在超说明书用药。

11. 确认用药医嘱有无重复给药现象。

课堂讨论

调配注射用奈达铂是否可用 5% 葡萄糖注射液溶解、稀释？

12. 确认用药医嘱是否有其他禁忌证、其他不适宜用药的情况，任何疑点或未确定的内容都需与医师进一步核实。

13. 依据危害药品的说明书和《静脉用药集中调配技术规范》中收录的“主要危害药品相关基本信息简介”，确认选用溶媒品种及溶媒用量的适宜性。

14. 确认危害药品用药与调配操作规范的适宜性。

15. 确认用药医嘱所选药品品种、规格、用量对患者和调配是否符合经济性。

16. 确认是否存在潜在临床意义的药物之间或药物与食物之间的相互作用。

17. 药师审核医嘱时应当进行全用药医嘱审核，防止静脉输液以外、其他剂型的同类药品重复用药，以及存在或潜在相互作用、配伍禁忌等。

18. 确认危害药品输液与包装材料的适宜性，防止出现相互作用及渗药现象。

19. 危害药品审核药师应参与临床用药，医嘱审核应与临床实践紧密结合，查阅医院信息系统患者当前适时的疾病与用药情况，结合具体临床体征对患者所有用药医嘱进行全面审核。

20. 经药师审核用药医嘱确认，并完成混合调配和成品校对流程后，计算机用药医嘱软件系统应加密保护，任何人不得再进行修改。

21. 判断为不合法、不规范、不适宜的用药医嘱，药师应提出审核意见或建议，反馈给医师进行修改或重新开具用药医嘱，医师拒绝修改或拒绝重新调整开具用药医嘱的，药师应及时向药学部门主任或医务部门请示处理；有严重错误或者有配伍禁忌，医师又拒绝修改纠正的，药师应当拒绝调配。

三、危害药品调配基本原则

由于危害药品在本身特性、人体危害性、职业防护等方面有别于其他药物，因此，对于危害药品的调配操作须做严格的规定。

1. 危害药品调配人员应具备岗位所需的任职资格，并对混合调配药品的质量负责。

(1) 负责危害药品用药医嘱或处方适宜性审核的人员，应当具有药学专业本科以上学历、

5 年以上临床用药或调剂工作经验、药师以上专业技术职务任职资格。

(2) 负责危害药品贴签摆药、混合调配、成品输液核对的人员，应当具有药士或护士以上专业技术职务任职资格。

(3) 从事危害药品调配工作的人员，应当接受药学专业知识与技能和岗位职责、调配操作流程与操作规程、应急处理技能、法律法规与规章制度等相关内容培训，经考核合格后上岗，并定期接受医药学专业继续教育。

2. 危害药品调配工作需在调配间进行，调配间配备百级生物安全柜，用于加药调配危害药品的洁净区域，洁净级别为万级。危害药品的加药混合调配须设立独立物理隔断的调配操作间。

3. 危害药品调配操作需在指定的、独立的Ⅱ级 A2 型百级生物安全柜中完成，生物安全柜防护窗玻璃应设置安全警戒线。

(1) 生物安全柜柜内压力安全范围为 60~170 Pa，使用前应确认柜内压力是否正常。

(2) 生物安全柜使用过程中要求前挡玻璃开启高度不可超过安全警戒线 18 cm，确保负压，防止对工作人员造成伤害或污染洁净间。

(3) 生物安全柜操作台面上只放调配必需物品，以免物品过多干扰气流循环。回风槽的空气循环不得受阻，以免混合调配操作人员遭受危害药品职业暴露伤害。

4. 危害药品混合调配人员进入 PIVAS 必须按照中心的更衣流程与规范，更换衣帽，穿该中心工作服、工作鞋并戴工作帽。

5. 危害药品贴签摆药、混合调配操作及核对人员在进入洁净调配间调配危害药品前，应做好自身防护。

(1) 应正确地穿连体洁净服、戴一次性帽子、佩戴 N95 型口罩或双层医用口罩，避免皮肤及毛发外露。再穿一次性无纤维脱落、非渗透性材料制成的防护衣，穿一次性鞋套，然后进入调配间，使用后的一次性防护衣和鞋套不得穿出危害药品混合调配区。

(2) 戴双层无菌无粉橡胶手套或丁基橡胶手套，确认手套完好后方可使用，内层手套戴在防护衣袖口内，外层手套戴在防护衣袖口外，最后确认手套和防护衣之间手腕皮肤不外露。

(3) 调配操作过程中手套破损或被污染时，应立即更换手套。连续工作 3 h 需更换防护衣，连续工作 30 min 需更换手套，并将换下来的防护衣和手套放入指定的密封袋封好。

6. 每天应定时记录洁净控制区温、湿度及压力参数，如技术参数不符合规范要求应及时报告负责人，并采取措施或报修。

7. 危害药品均需经过审方药师审核合格，并摆药贴签核对后才可进行调配，未经审核签名的输液标签或未进行摆药贴签核对的溶媒不得进行混合调配。

8. 危害药品混合调配前应先启动生物安全柜风机 30 min 后，对生物安全柜擦拭消毒后方可进行调配。

9. 调配过程中应保持生物安全柜的持续运转，避免危害药品气雾外散，对工作人员造成伤害或污染洁净间。

10. 调配前应准备危害药品调配所需要的全部辅料，其符合危害药品调配要求，调配人员调配前需按要求进行相关检查合格后方可使用。

11. 危害药品加药混合调配应严格遵循危害药品调配操作规程及无菌操作规程进行调配。调配方法可参考《静脉用药集中调配技术规范》“主要危害药品相关基本信息简介”中各危害药品调配方法。

12. 危害药品调配人员的调配操作应在离工作台外沿 20 cm，内沿 8~10 cm，并离台面至少 10 cm 区域内进行，手腕或肘部不要放置在操作台上，保证操作台气流定向流动。

13. 为防止危害药品滴漏而污染台面，混合调配前应在操作台中央铺上一块吸附垫单。

14. 危害药品混合调配技术人员应当按输液标签核对药品名称、规格、数量等的准确性和药品有效期及完好性，确认无误后，方可进入加药混合调配操作程序。

15. 混合调配过程中严禁随意离开，确保调配质量。

16. 应清洁输液袋外表面和加药口，以免危害药品残留，将危害药品成品输液用专用密封袋单独包装并密封后传出。

17. 调配剩余危害药品需要再次使用，则应在西林瓶上标明药品名称、溶媒、浓度、日期、有效期以及相关人员的签字等，用密封袋密封并妥善贮存。

18. 调配完毕应及时清场，不得留有与下一袋输液调配无关的任何药品与物品，清洁消毒台面，废弃物应按危害药品废弃物处置原则进行处置。

19. 混合调配工作结束后，使用后的一次性使用垫单、个人防护设备等废弃物都需装入专用塑料密封袋，密封后放入医疗废物收集袋内，放至指定地点，按规定本医疗机构统一处理。

20. 混合调配工作结束后需对生物安全柜及调配间进行彻底清场、清洁、消毒，保证混合调配台及环境安全洁净。

21. 危害药品成品输液，需用塑料袋单独包装放置于有病区标识的无渗透性密闭容器内，并加锁或加一次性塑料封条后及时送至各病区。

22. 病区护士需按送药登记本核对危害药品成品输液后，在登记本注明交接时间并签名。

四、危害药品调配工作流程

（一）临床医师开具危害药品用药医嘱

医师依据患者疾病的诊断，为治疗需要，遵循安全、有效、经济的合理用药原则，开具处方或用药医嘱。病区按规定时间将患者需要静脉输入的危害药品用药医嘱传送至 PIVAS。

（二）审核危害药品用药医嘱

按危害药品审方原则和静脉用药集中调配用药医嘱审核规范，审方药师对危害药品用药医嘱的安全性、有效性、经济性、适宜性进行全面审核。

（三）打印标签与标签管理

1. 审核合格的危害药品用药医嘱，药师根据危害药品的稳定性、用药先后顺序等因素，对合格的用药医嘱合理排定批次，生成输液标签。

2. 单独打印危害药品输液标签。

3. 备份危害药品输液标签。

4. 输液标签打印结束后清洁打印机，处理废弃输液标签，清场。

（四）贴签摆药与核对

1. 危害药品摆药人员穿上一次性防护衣，戴口罩、帽子，穿戴两层无菌无粉橡胶手套，并把防护衣的袖套包裹在两层手套之间。

2. 在摆药操作台面铺一次性使用垫单。

3. 对输液标签中溶媒选择、用法用量等内容进行再次审核。

4. 按顺序贴签摆药。

5. 摆药后由专人核对摆好药品的品名、数量、剂型等符合标签内容，并确认其质量符合要求，签名。

6. 将摆好药品的容器通过传递窗送入洁净区危害药品调配操作间。

（五）危害药品混合调配、核对

1. 危害药品混合调配操作人员按中心更衣操作规程，进入洁净区危害药品调配操作间。

2. 记录洁净控制区温度、湿度、压力。

3. 开启生物安全柜，打开内部紫外线灯，关闭前窗至安全线下，离开调配操作间。

4. 30 min 后，混合调配操作人员佩戴双层医用口罩、戴一次性帽子、穿连体洁净服，再穿一次性防护衣，穿一次性鞋套，戴双层无菌无粉橡胶手套。

5. 进入危害药品调配操作间，关闭生物安全柜紫外线灯。然后用 75% 乙醇擦拭生物安全柜顶部、两侧及台面，从上到下、从里到外进行消毒，然后打开照明灯。

6. 将摆好危害药品输液调配用药品容器的药车推到生物安全柜附近的相应位置。

7. 准备好混合调配所需无菌纱布、75% 乙醇、砂轮、乙醇喷壶、利器盒、签字笔、专用密封袋和黄色垃圾袋。

8. 在生物安全柜操作台中央铺一块一次性医用吸附垫。

9. 核对调配用药品的名称、剂型、规格、数量、有效期和包装，都符合要求后进行加药混合调配。

10. 危害药品用西林瓶包装时，混合调配操作按以下步骤进行。

(1) 用蘸有 75% 乙醇的纱布擦拭西林瓶的外表面，纱布使用后装入密封袋内密封。

(2) 选择适宜的一次性注射器加药，检查外包装是否完好，是否在有效期内，注射器与针头连接是否牢固。

(3) 除去西林瓶铝盖，用 75% 乙醇擦拭西林瓶胶塞、输液加药口。

(4) 将西林瓶垂直放在操作台上，用加药注射器吸取适量溶媒后，将注射器针头斜面朝上，以 45° 角插入西林瓶胶塞内，直至斜面有 50% 覆盖时，将针头全部垂直插入西林瓶胶塞。保持注射器与西林瓶胶塞垂直。

(5) 回拉注射器活塞，抽出西林瓶内的空气，使西林瓶内产生负压，这时注射器内的溶媒因负压自动流入西林瓶内。

(6) 重复以上步骤，将所有溶媒全部注入西林瓶，且空气被抽入注射器内。

(7) 将针头完全没入西林瓶内，握紧注射器和西林瓶，缓慢转动西林瓶，直至瓶内药品完全溶解。

(8) 将注射器和西林瓶倒置，回拉注射器活塞，将药液抽入注射器内，使西林瓶内产生负压。

(9) 继续回拉注射器活塞，将液体和空气进行交换，直至西林瓶内的药液全部抽入注射器。回拉活塞，使空气进入注射器内，旋转注射器，使所有气泡位于注射器顶部。手持注射器成90°角，小心地将所有多余的空气注回西林瓶。抽吸药液时应确保注射器内的液体容量不超过注射器容量的3/4，并且药液中不得出现任何气泡。

(10) 当注射器内抽入了需要剂量的药液后，紧握注射器和活塞，将西林瓶竖直放在操作台面上，缓缓抽出注射器，直至只有针头的一小部分留在西林瓶内，回拉注射器活塞，将西林瓶内的少量空气抽入注射器内，直至回拉至注射器手柄末端。

(11) 将注射器针头完全拔出西林瓶，将抽取的药液加入稀释液中即可。

11. 危害药品用安瓿包装时，混合调配操作按以下步骤进行。

(1) 安瓿放在生物安全柜操作台面上，轻拍安瓿颈部，使颈部的液体流入瓶底。

(2) 选适宜的一次性注射器加药，检查外包装是否完好，是否在有效期内，注射器与针头连接是否牢固。

(3) 用砂轮锯安瓿颈根部，再用75%乙醇擦拭安瓿颈部、输液加药口。

(4) 在安瓿颈根部垫无菌纱布，折断安瓿颈部，折下的部分放入密封袋密封。

(5) 略倾斜安瓿，插入注射器针头，慢慢回拉活塞，吸取所需剂量的药液。

(6) 移除针头，将针头放入利器盒。

(7) 在注射器上安一个新针头，将注射器内药液全部加入稀释液中，混合均匀。

12. 输液混合调配完成后，双人核对输液标签和药品名称、剂量、规格，准确无误后，操作人员和核对人员在输液标签上签名。

13. 核对人员检查空瓶残留量，符合限度标准的危害药品的空瓶放入密封袋密封。

14. 用75%乙醇擦拭成品输液袋外表面和加药口后，放入专用密封袋单独密封。

15. 对需要再次使用的剩余药液，应在西林瓶上标明药品名称、浓度、溶媒、日期、有效期，相关人员的签字后，用密封袋密封并妥善贮存。

16. 调配完毕，将与下一袋输液调配无关的药品与物品清理干净，并用常水清洁，再用75%乙醇消毒台面。

17. 整个调配操作结束，按要求清理生物安全柜操作台上的物品，先用蒸馏水清洁，再用75%乙醇擦拭消毒；打开回风槽道外盖，先用蒸馏水清洁回风槽道，再用75%乙醇擦拭消毒。

18. 脱去一次性防护衣和鞋套、手套口罩放入密封袋密封。

19. 进入二更，脱去一次性洁净隔离服与口罩，进入一更，更换拖鞋，按七步洗手法洗手，走出调配间。

考点提示

危害药品混合调配操作流程：开启空调净化系统和生物安全柜风机→洁净控制区更衣→穿戴个人防护设备→物品准备→清洁消毒→加药混合调配→成品输液核对→成品输液包装→废弃物处置→清场。

（六）成品输液的包装与发放

1. 将危害药品成品输液放入适宜的塑料袋内密封。

2. 按病区分别放入有病区标识的无渗透性密闭容器中。

3. 运送人员将密闭容器加锁或加封条后及时送至各病区，由病区护士开锁或开封条并与送药登记本核对清点后，在登记本签名，并注明交接时间。

五、危害药品调配注意事项

（一）用药医嘱审核

1. 审方药师根据患者的病情确认是否适合使用化疗药物。

2. 审核选择的化疗药物是否合理、准确。

3. 审方药师应结合抗肿瘤药物临床应用的基本原则确认化疗药物的给药时间、频次和疗程的正确性和适宜性。

4. 根据化疗药物应用指南和患者年龄、体重、体表面积、肝肾功能等信息计算药物剂量是否准确。

5. 对特殊人群用药应参考相应指南确认给药方案的适宜性。

6. 联合使用抗肿瘤药物时应对给药剂量进行调整。

7. 化疗辅助药物选择是否适宜，给药剂量是否准确。

8. 进行全用药医嘱审核，防止抗肿瘤药物与其他药物相互作用或有配伍禁忌等。

9. 审核危害药品选用的溶媒品种及溶媒用量是否适宜。

10. 审核是否存在重复用药的情况。

（二）打印输液标签

1. 应确认审核患者姓名、药品、规格、用法等各项信息的正确性、完整性。

2. 药师应根据危害药品的用药先后顺序及药物的稳定性等因素，对合格的用药医嘱合理排定批次。

3. 危害药品输液标签应单独打印、单独贴签。

4. 核对危害药品、输注速度等特别注意事项是否在输液标签中注明。

（三）贴签摆药与核对

1. 贴签摆药人员工作前应做好个人防护，穿戴好防护设备。

2. 危害药品应单独摆药与核对，并且要求专人操作。

3. 摆药前需在摆药操作台上铺一次性使用垫单。

4. 贴签前应再次核对输液标签中的内容。

5. 贴签时不得将原基础输液名称及规格覆盖，以便于核对。

6. 摆药应严格执行双人核对制度，并签名或盖章。

7. 核对确认无误后将危害药品摆放至调配操作间。

8. 使用后的容器应及时按操作规程进行清洁、消毒，以备用。调配危害药品所使用的容器或塑料筐按规定单独进行浸泡消毒，用清水冲洗干净，晾干后备用。

9. 摆药结束，将个人防护设备、一次性使用垫单等废弃物装入专用塑料密封袋，密封后放入指定容器。

10. 危害药品贴签摆药操作完毕应及时清场。

11. 应每天定时对摆药准备中的危害药品进行清点，及时进行补充。补充的危害药品应在专门区域及铺有一次性使用垫单的操作台面上，拆除外包装，并由专人校对后，按药品管理办法规定进行上架。

（四）混合调配

1. 危害药品混合调配操作人员工作前应做好个人防护，穿戴好防护设备。

2. 危害药品调配操作需在百级生物安全柜中完成，调配操作过程中生物安全柜防护窗玻璃开启高度不可超过安全警戒线。

3. 生物安全柜启动半小时后，才能进行危害药品调配操作。

4. 危害药品调配所需的全部辅料，必须符合危害药品调配要求。

5. 危害药品调配人员的所有调配操作都应在生物安全柜中离工作台外沿 20 cm，内沿 8~10 cm，并离台面至少 10 cm 区域内进行。

6. 调配操作前需在摆药操作台上铺一次性使用垫单。

7. 混合调配操作前、中、后均应当核对输液标签和药品基本信息的准确性、完好性。

8. 当用注射器溶解或吸取危害药品时，需按危害药品调配基本原则中规定的标准操作规范进行操作。

9. 调配过程中，输液出现异常、操作程序有疑点时应当停止调配，报告当班负责药师查明原因，发生调配错误应当及时纠正，重新调配并记录。

10. 危害药品混合调配操作完成后，应在调配操作间完成成品检查核对工作，由第二位药学专业技术人员按照危害药品成品输液核对规程和检查校对内容进行核对。

11. 危害药品废弃物按医疗废物处理规定处置。

12. 连续工作 3 h 需更换防护衣，连续 30 min 需更换手套，操作过程中出现手套破损或被污染时，应立即更换手套。

13. 哺乳期和妊娠期人员不得从事危害药品的加药混合调配操作。

14. 如使用自动化加药混合调配设备，应做好设备验证工作，包括设备稳定性、加药剂量的准确性、药品残留量等，并制定设备的操作规程。

（五）危害药品成品输液核对

1. 危害药品成品输液核对人员应做好个人防护，穿戴好防护设备。

2. 成品核对时应在混合调配间进行实时核对。

3. 检查向病房药疗护士特别交代的有关事项是否已在输液标签上写清楚。

4. 检查非整瓶（支）危害药品的加入剂量是否正确。

5. 检查危害药品的空瓶残留量是否符合限度要求，参考《静脉用药集中调配技术规范》中“主要危害药品相关基本信息简介”。

6. 核对各岗位操作人员签名是否齐全。

7. 核对后的危害药品的空瓶应用密封袋密封后放入医疗废物收集袋。

8. 核对完毕应及时清场，不得留有与下一袋输液调配无关的物品。

9. 废弃物应按危害药品废弃物处置原则进行处置。

（六）成品输液发放及运送

1. 包装好的成品输液，需放入无渗透性密闭容器中运送。

2. 危害药品包装及放置成品输液的塑料袋或容器上要有醒目的危害药品标识。

3. 装危害药品输液的密闭容器需加锁或加一次性塑料封条后及时送至各病区。

4. 到病区应由护士开锁或剪开塑料封条，按送药登记本核对、清点危害药品输液，无误后在登记本注明交接时间并签名。

5. 运送人员需随车配备危害药品溢出处理包。

6. 易产生泡沫的成品输液应单独运送。

（七）其他注意事项

1. 应定期组织危害药品调配操作人员参加危害药品相关专业技术培训。

2. 从事危害药品混合调配工作的相关人员，应定期轮岗，每年至少进行一次健康检查，建立健康档案。如出现危害药品毒副作用症状及体征，应当及时调离工作岗位。

3. 危害药品应按 B 类高警示药品的管理要求进行管理和贮存，并有全院统一的高警示药品标识。

4. 危害药品应在专柜或专区贮存，不得与其他药品同柜或同区存放。

5. 危害药品或危害药品输液有破损，应按危害药品溢出应急处理预案处理，并做好相关记录。

6. 应每天派专人对危害药品库存进行盘点，有问题应及时汇报负责人，并立即查找原因，问题安全解决后方可进行其他工作。

7. 危害药品入库需按药品验收入库规范要求，确认危害药品完好无损后方可入库或上架。

8. 危害药品溶媒应按《静脉用药集中调配技术规范》“主要危害药品相关基本信息简介”

中的规定进行选择。

9. 危害药品应在《静脉用药集中调配技术规范》“主要危害药品相关基本信息简介”中规定的时间内输完。

知识拓展

化疗药物溢出和外溅的处理

1. 化疗药物溢出后立即标明污染范围，避免其他人接触。

2. 若药物溢出到桌面或地上，应用纱布吸附药液，再用肥皂水擦洗，配药后要拖净地面。

3. 若药物为粉剂，则用湿纱布轻轻擦拭，以防药物粉尘飞扬，污染空气，当药液清除完毕后，用清水及75%乙醇溶液反复擦拭。

任务三　儿科用药混合调配

根据《联合国儿童权利公约》，儿童是指18周岁以下阶段人群，通常分为新生儿期（出生后28天内）、婴儿期（1周岁以内，亦称乳儿期）、幼儿期（1~3周岁）、学龄前期（3周岁至6~7周岁）、学龄期（女童6~12周岁、男童7~13周岁，亦称青春期前）、青春期或少年期（女童11~12周岁至17~18周岁，男童13~14周岁至18~20周岁）。

一、儿科用药特点

儿童一直处于不断生长和发育过程中，具有与成人明显不同的特点，机体各器官、各系统尚未发育完善，与成人相比对药物的吸收、分布、代谢、排泄差别很大。并且随着年龄的增长，在解剖、生理、生化、病理、免疫等方面不断变化，其对于药物的反应也不断变化。因此，了解儿童的生理特点和药代动力学特点，是PIVAS儿科用药审方要点，也是儿科安全、合理用药的基础保证。

（一）儿童药代动力学特点

1. 吸收　药物吸收的速度和程度取决于药物的理化性质、机体情况和给药途径。早产儿和新生儿不适合口服给药，因新生儿尤其早产儿胃酸缺乏，胃排空时间长，肠蠕动慢且不规律，胃肠吸收功能有较大差异；新生儿直肠给药具有简便易行和避免服药呕吐的优点，起效较快、效果确切，但吸收量不够稳定；新生儿肌肉不发达，肌张力不足，末梢神经不完善，肌内注射给药吸收不完全；新生儿、婴幼儿的皮肤、黏膜面积相对较成人皮肤角化层薄，经皮肤给药时，药物较成人更易吸收，甚至出现局部药物蓄积中毒。因此，新生儿或早产儿全身用药首选血管内给药方式，宜从头皮或四肢静脉滴注给药，但应注意有时可引起血栓性静脉炎。

2. 分布　影响药物分布的主要因素有脂肪含量、药物与血浆蛋白结合率、组织器官血流量、体内屏障等。由于新生儿、婴幼儿脂肪含量低，故脂溶性药物不能与其充分结合，血浆中游离型药物增多，容易出现药物中毒；而水溶性药物在细胞外液被稀释，血浆中游离型药物浓度较成人低。新生儿血浆蛋白浓度较低，白蛋白结合能力弱，且体内存在较多的内源性物质如胆红素等，可与药物竞争血浆蛋白结合点，因此与血浆蛋白结合力强的药物如磺胺类药物等与胆红素竞争结合蛋白，使游离型胆红素浓度升高，出现高胆红素血症等；新生儿血－脑屏障发育不完全，使得脂溶性药物易分布入脑，容易出现中枢神经系统不良反应，如全身麻醉药、镇静催眠药和吗啡类镇痛药等，故新生儿最好避免使用此类药物。不过，新生儿药物易透过血－脑屏障的特点，也有利于抗菌药物对细菌性脑膜炎的治疗。

3. 代谢　肝是药物代谢最重要的器官，代谢速度取决于肝的大小及其酶系统的代谢活性。儿童年龄越小，各种酶活性越低或缺乏，使代谢减慢，容易导致药物在体内蓄积。新生儿肝相对较大，约占体重的 4%（成人 2%），虽对药物代谢有利，但肝酶系统不成熟，直到出生后 8 周此酶系统活性才达到正常成人水平。对大多数药物而言，与年长儿比较，新生儿缓慢的代谢反应导致药物半衰期延长；特别是在出生后 8 周内，对于依赖微粒体代谢酶系统灭活的药物非常敏感，从而易造成药物蓄积中毒。因此，对新生儿尤其低体重儿，给药剂量需根据血药浓度监测进行调整。

4. 排泄　药物的主要排泄器官是肾，其次药物还可通过胆汁、肺、汗腺、乳腺、唾液腺等排泄。肾功能随年龄增长而变化，尤其新生儿体表面积相对成人小，其肾血流量低，只有成人的 20%~40%，出生后 2 年大致接近成人值。肾小球滤过率也较成年人低，在 4 个月时仅为成人的 30%~50%，2 岁时大致接近成年人值。肾小管的排泄功能在出生 1 个月内很低，1~5 岁时接近成人值。因此，儿童用药特别是新生儿用药因为肾发育不完善，导致经肾排泄药物消除缓慢，易致药物蓄积中毒。

（二）儿童用药原则

儿童用药除了关注药代动力学特点、药物配伍禁忌、适应证、给药频次与速度之外，还应做到以下几点。

1. 合理选取药物，把握儿童用药禁忌　疾病是一个复杂的过程，在用药之前应根据病史、体格检查及实验室检查结果进行归纳分析、明确诊断，避免儿科用药不良反应的发生。以抗菌药物应用为例，要明确抗菌药物的选择是否符合抗感染治疗原则，应首先确定该患儿究竟是细菌感染还是病毒感染，儿科常见的病毒性感染有水痘、麻疹、流行性腮腺炎和大多数急性上呼吸道感染等，这些疾病各自有特异性症状与体征，对细菌感染者应把握所用药物的适应证、剂量、用药途径及药物的不良反应，无细菌感染指征的不应使用抗菌药物。抗菌药物的滥用不但会增加不良反应发生率，且易导致耐药菌株的产生，给治疗带来很大的困难。

禁用于儿童的药物有以下几类。

（1）喹诺酮类药物：如诺氟沙星、环丙沙星、氧氟沙星、莫西沙星等，由于该类药物可影响儿童软骨发育引起关节病变，抑制儿童生长发育，故 18 岁以下儿童禁用。

（2）四环素类药物：如四环素、多西环素等，因这类药物易沉积于骨、骨髓、牙齿及牙釉质中，抑制骨骼生长，故禁用于 8 岁以下儿童。

(3) 氯霉素类药物：如氯霉素，由于氯霉素大剂量应用可致早产儿或新生儿发生周围循环衰竭(灰婴综合征)，故新生儿和早产儿应避免使用。

(4) 磺胺类药物：如磺胺嘧啶、磺胺增效剂等，由于该类药物可能增加胆红素脑病发生的危险性，故新生儿及2个月以下婴儿应禁用。

(5) 呋喃类药物：呋喃妥因、呋喃唑酮等可引起新生儿溶血，故新生儿禁用。

(6) 部分唑类药物：如1岁以下婴儿禁用酮康唑、咪康唑；2岁以下婴幼儿禁用甲苯达唑。

(7) 镇痛药：如吗啡、哌替啶等药物，新生儿和婴儿禁用。

(8) 其他类药物：如美洛昔康，15岁以下儿童禁用；塞来昔布，18岁以下儿童禁用；雷尼替丁，8岁以下儿童禁用；环孢素，1岁以下婴儿禁用等。

(9) 含有麝香的中药注射剂：复方麝香注射液等。

(10) 其他说明书提示的儿童禁用的药物。

2. 合理选取给药剂量和给药间隔时间　儿童用药剂量是一个复杂但非常重要的问题，由于儿童的年龄、体重逐年增加，体质强弱也各不相同，因而很难用一个统一的公式来推断准确的给药剂量；同时，一些药品没有小儿专用剂量，普遍常用的方法是按年龄、体重或体表面积来计算小儿剂量。对于一般药物可根据年龄按成年人剂量折算；对于毒性较大的药物，应按体重或按体表面积计算。这些方法各有其优缺点，可根据具体情况适当选用。

(1) 根据小儿体重计算：

1) 根据小儿体重直接计算：

$$小儿剂量 = 成人剂量 \times 小儿体重 / 70\ kg$$

此方法简单易记，但对年幼儿童剂量偏小，而对年长儿童，特别是体重过重儿童，剂量偏大。

2) 根据推荐的小儿剂量按小儿的体重计算：

每次(日)剂量 = 小儿体重 × 儿童体重每次(日)单位药量 /kg

在不便准确称量体重时，根据年龄计算小儿体重：

① 1~6个月体重(g) = 初生时体重(3 000 g) + 月龄 × 600

② 6~12个月体重(g)= 初生时体重(3 000 g) + 月龄 × 500

③ 12个月以上体重(kg)=年龄 × 2+8

(2) 根据小儿年龄计算：

1) 根据小儿年龄直接计算：

① 婴儿剂量 = 月龄 × 成人剂量 /150 kg

② 儿童剂量 = 年龄 × 成人剂量 /(年龄 +12)

2) 根据小儿年龄按成人剂量折算：见表6-1。

3) 其他方法：

① 1岁以内用量 =0.01 × (月龄 +3)× 成人剂量

② 1岁以上用量 =0.05 × (年龄 +2)× 成人剂量

表 6-1　儿童剂量按年龄折算表

年龄	剂量（按成人剂量折算）
<1 个月	1/18~1/14
1~6 个月	1/14~1/7
6~12 个月	1/7~1/5
1~2 岁	1/5~1/4
2~4 岁	1/4~1/3
6 岁	2/5
8 岁	1/2
12 岁	2/3
14~18 岁	全量

根据小儿的年龄计算误差较大，很少为儿科临床所采用，仅用于一些对剂量要求不十分精确药物的粗略计算，如复方甘草合剂等，一般每岁 1 ml。

(3) 根据小儿的体表面积计算：

1）儿童剂量 = 儿童体表面积（m^2）× 儿童单位体表面积剂量

2）儿童剂量 = 成人剂量 × 儿童体表面积（m^2）/1.73

此方法计算相对较合理，但计算体表面积比较烦琐。

儿童体表面积（m^2）= 体重（kg）× 0.035（m^2/kg）+ 0.1

此公式对于 30 kg 以上儿童需进行校正，对于 10 岁以上儿童，体重每增加 5 kg，则体表面积增加 0.1 m^2，如 30 kg = 1.15 m^2，35 kg = 1.25 m^2，50 kg = 1.55 m^2；体重超过 50 kg，则每增加 10 kg，体表面积增加 0.1 m^2。

以上三种方法在应用上都要根据具体情况具体对待，灵活掌握，理想的做法是通过监测体内药物浓度来调整给药剂量与给药间隔时间。

3. 选择适宜的给药途径　由病情轻重缓急、用药目的及药物本身性质决定。选择对儿童安全且有效的给药途径，对保证药物的吸收、发挥作用至关重要。静脉给药时，要严格控制滴速，不可过快：新生儿静脉输液滴注速度为 4~6 滴 /min，或用微量注射泵控制输液速度至 8~10/（ml·h）；婴幼儿 15~20 滴 /min；学龄前儿童 20~30 滴 /min；危重患儿输液速度应根据患儿病情、药物类别与特性、患者个体差异及尿量、心率等指标确定与调整。

4. 选择合适剂型　在我国，80% 以上的药物缺乏可供儿童安全方便使用的儿童剂型。患儿家长和医师在患儿用药时只能根据小儿体重、年龄或体表面积与成人的比例进行计算经验用药，在用药剂量方面很难把握，用药不良反应屡见不鲜。此外，小儿使用成人药品导致的浪费也不容忽视，药品分剂量时很容易导致损坏、浪费。但近年来，儿科药物剂型有了很大的改进。

知识拓展

小儿治疗药物监测

治疗药物监测(therapeutic drug monitoring,TDM)是通过测定血药浓度,结合临床药物治疗效果,探讨患者血药浓度与临床疗效及毒性反应之间的关系,从而对给药方案进行调整,达到理想药物治疗效果的一种方法。

小儿治疗药物监测包括以下内容。

1. 需要监测的药物 ① 治疗指数低、安全范围窄、容易中毒的药物,如地高辛、庆大霉素等。② 具有非线性动力学特性的药物,如苯妥英钠、阿司匹林、双香豆素类等。③ 需长期服用而又易发生毒性反应的药物,如苯巴比妥等。

2. 需要监测的患儿 ① 婴幼儿,因肝、肾功能较差,易发生药物中毒。② 心、肝、肾及肠道疾病患儿,药物的体内代谢过程受到严重影响,药动学参数显著改变。③ 长期用药的慢性病患儿。④ 有遗传代谢疾病的患儿,常规药物剂量对于代谢快者可能无效,对代谢慢者可致中毒。

二、儿科用药审方原则

儿童用药同成人一样,在处方审核时须以药品说明书、《中华人民共和国药典临床用药须知》,以及《中国国家处方集(儿童卷)》、各卫生行政部门发布的儿科疾病临床诊疗路径、中华医学会各儿科专业学组推荐的儿科疾病诊疗指南等为依据。同时,参照《静脉用药集中调配操作规程》中处方审核操作规范逐一审核患者静脉输液处方或医嘱,确认其正确性、合理性与完整性。重点注意以下几点。

1. 药物选择是否合理。
2. 配伍、年龄与疾病禁忌。
3. 给药途径是否合适。
4. 给药频次是否符合儿童药动学 / 药效学、药物治疗学特点。
5. 溶媒规格与用量是否合适。
6. 用药剂量与成品输液药物浓度是否合适。
7. 给药速度是否合适。
8. 药物品种与分配的输液顺序是否满足治疗需要等。

三、儿科用药调配基本原则

(一) 严格执行《静脉用药集中调配操作规程》

医疗机构集中调配儿科静脉用药首先应当严格按照《静脉用药集中调配操作规程》执行。达到《静脉用药集中调配操作规程》中对参与人员,房屋、设施和布局,仪器和设备,药品、耗材和物料,以及卫生与消毒等方面的基本要求;并建立健全各项管理制度和具体细则及标准操作规程，对静脉用药集中调配的全过程进行规范化质量管理。

(二) 根据儿科用药特点进行混合调配

1. 儿童静脉用药存在一定风险，应高度关注静脉用药的安全 儿童尤其是新生儿组织器官发育不成熟，生理功能不健全，静脉用药存在以下主要风险。

(1) 循环系统：新生儿心脏容量约 10 ml，对超容量液体的代偿能力差，易致容积性心力衰竭；微细血管管径细小，液体中不溶性微粒易导致肉芽肿、脉管炎等；药物直接进入血管对管壁刺激反射性影响心率，可导致心律失常等。

(2) 消化系统：新生儿肝发育不全，药物代谢酶缺乏或活性不足，易发生对药物代谢延迟或蓄积中毒。

(3) 排泄系统：新生儿的肾小管重吸收与排泄不足，对药物排泄及水盐、电解质平衡调节能力差，易导致肾损伤及电解质紊乱。

因此，应关注儿童患者静脉用药的安全问题。特别是早产儿、新生儿、婴幼儿、重症监护患儿、正在接受呼吸机生命支持等患儿，心血管系统疾病、血液系统疾病、肾功能严重不全、严重肾器质性疾病、中重度腹泻与脱水、中重度电解质紊乱等疾病，以及使用抗肿瘤药物、肠外营养药物、高浓度电解质、青霉素类、糖皮质激素类、洋地黄类强心药、抗休克药物、对肝肾功能损伤较大的药物、影响生长发育类药物、儿童禁忌类药物时应高度关注。

课堂讨论

新生儿因心血管循环等系统发育不全，输液可对血容量与心率造成影响，其自身代偿能力差。了解新生儿输液速度的要求及输液影响心率的因素，防止因输液导致心律失常或心力衰竭、肺水肿等药源性意外发生，对保证安全治疗非常重要。新生儿静脉用药中应注意哪些与药物相关的因素对心率的影响？

2. 掌握儿童用药特点及禁用药物，严格审核处方 开展儿科静脉用药集中调配的人员，除按《静脉用药集中调配质量管理规范》操作外，还应熟悉儿科疾病发生、发展的特点，掌握儿科用药的药物选择、给药剂量、药物不良反应及儿童禁用的药物等，深入了解儿科医嘱情况和临床用药习惯。医师应当按照《处方管理办法》有关规定开具静脉用药处方或医嘱；药师应当按《处方管理办法》有关规定和《静脉用药集中调配操作规程》，审核用药医嘱所列静脉用药混合配伍的合理性、相容性和稳定性，对不合理用药应当与医师沟通，提出调整建议。对于用药错误或不能保证成品输液质量的处方或用药医嘱，药师有权拒绝调配，并做记录与签名。只有充分掌握儿童用药特点才能开展儿科静脉用药集中调配服务。

3. 结合儿童用药特点进行药物调配 因儿童用药的特殊性，儿童静脉用药调配时除应满足成人输液准确调配的基本要求外，还应注意以下几点。

(1) 当说明书等缺乏儿童用法用量时，若临床治疗必须使用，要充分权衡利弊。使用时可参考成人剂量，根据年龄与体重等相关公式计算儿童用量；同时应尊重临床安全有效使用积累的实践经验进行综合评价，并按照所在医疗单位的要求做好对患者及其家属的知情同意，签署相关的文件。有条件开展治疗药物监测（TDM）的应通过 TDM 获得该患儿的药代动力学参数；无 TDM 条件的可通过循证医学、循证药学等方法科学获取个体相近的药代动力学参数，再根据药代动力学原理按药代动力学参数法对儿童用药医嘱进行评价。

(2) 因为儿童所需液量有限，对于非整瓶溶媒，为保证非整瓶的溶媒量准确，建议在混合调配时将溶媒用注射器全部抽出，将所需溶媒量重新注入输液袋内，剩余溶媒转入排水容器内，最后统一丢弃。

混合调配非整支（瓶）用量药物，除满足成人输液准确调配的基本要求外，还需做到以下几点。

1) 输液标签：非整支（瓶）药品用量与溶媒在标签中需明确标识。

2) 摆药：非整支（瓶）用量药品统一摆药，指定人员与调配台集中调配，以便于有效监控与快速识别非整支（瓶）药物与溶媒。

3) 混合调配：混合调配前、中、后双人核对，确保加药无误，取量准确。

4) 可采用一些设备或者信息化手段进行辅助的质量控制，如设置视频监控、条码扫描等便于调配过程追溯。

儿科非整支（瓶）用量药品的调配应按照 PIVAS 同种药品集中调配原则，可和全院其他科室用药一起按照药品种类不同分别集中调配，不需要分开进行。

(3) PIVAS 调配儿科长期医嘱时分配输液顺序的基本原则：除遵循成人分配输液顺序（又称分批次）的原则外，还需参照以下原则。① 儿科疾病临床治疗基本方案；② 儿科疾病特点；③ 药物的药理作用类别与性质；④ 准确计算液体量与滴速，确保每个批次之间药液能够衔接等。

四、儿科用药调配工作流程

PIVAS 儿科用药混合调配工作除按照《静脉用药集中调配操作规程》中的流程执行外，还应结合儿科用药特点进行细化。

(一) 临床医师开具用药医嘱（处方）

医师应按照《处方管理办法》有关规定，根据对患儿的诊断与病情需要，遵循安全、有效、经济的合理用药原则，结合儿科用药特点，对用药量、药物配伍等明确无误后，开具用药医嘱（处方）。

(二) 审核处方

审方是整个 PIVAS 的核心部分，应根据《处方管理办法》有关规定逐一核对患儿静脉输液医嘱，确认其处方信息的正确、合理与完整性。对儿科不合理用药或不符合《处方管理办法》规定的处方应及时与医师沟通，请医师做相应的调整。因病情需要的超剂量等特殊用药，应请处方医师再次确认。对错误用药医嘱（处方）而又不同意修改的拒绝调配，报请医务处（科）和药学部门处置。

(三) 打印输液标签

经药师审核,符合《处方管理办法》的用药医嘱(处方),经记账处理,汇总数据后以病区为单位将医师用药医嘱(处方)打印成输液标签。

参考《处方管理办法》和《静脉用药集中调配质量管理规范》等相关法规对输液标签的规定,儿科除具备与成人静脉输液标签相同的基本要素如姓名、病区与床号、住院号,药品名称、规格、数量、用量等以外,还需特别强调以下信息:"儿科"等与其他病区的区别标识;"泵滴"与"滴注"等给药方式区别标识;"年龄""体重""滴速"等标识;新生儿、婴儿以"日龄"标识、其他年龄组以"月龄"标识;非整支(瓶)药品的用量标识。新生儿、婴幼儿的静脉用药因液体量小,输液速度要求精确,常以微量泵泵入输液,应设计合适的输液标签并规范贴于注射器固定的部位。

(四) 粘贴输液标签,进行摆药

输液标签一式两联,正联贴于输液袋(瓶)上,副联(执行单或明细单)由 PIVAS 保存 1 年备查。摆药前药师应仔细阅读、核对输液标签是否准确、完整,如有错误或不全,应告知审方药师校对纠正。按输液标签所列药品顺序摆药,按其性质、不同用药时间,分批次将药品放置于不同颜色的筐内;按病区、按药物性质不同放置于不同的混合调配区内。

儿科因年龄与体重等原因,药品用量较其他科室小,药物规格在儿科用量涉及非整支(瓶)用药较普遍,摆药与混合调配应以有利于混合调配与有效管控质量,减少差错为原则。通常可采用以下方式。

1. 按全院或片区,按药品同一批次集中统一摆药与混合调配。

2. 抗肿瘤药物等危害药品、全静脉营养液等实行单处方摆药,分调配间指定调配台混合调配。

3. 按病区、按患者单处方摆药与加药混合调配等方式。

(五) 核对

1. 药师(必须是第二者)校对摆药的正确性,并签名或盖签章。

2. 将摆有注射剂与贴有标签的输液袋(瓶)的塑料筐通过传递窗送入洁净区操作间,按病区码放于药架(车)上。

(六) 混合调配

做好调配操作前的准备工作,将摆好药品塑料筐的药车推至层流洁净操作台附近相应的位置;根据药物的性质选择适宜的层流洁净台;调配药师或护师进行调配前的校对,确认无误后,进入加药混合调配操作程序。

(七) 核对签收

输液成品核对、包装,分病区放置于密闭容器中,加锁或加封条,由工人送至儿科病区,病区药疗护士开锁(或开封)核对签收。

（八）核对医嘱、输注用药

给患儿用药前护士应当再次与病历用药医嘱核对，完成静脉输注用药。

五、儿科用药调配注意事项

（一）新生儿的全静脉营养液调配注意事项

对于新生儿全静脉营养液调配除按成人相关的调配原则与流程进行加药混合调配外，由于新生儿的生理特点还应注意以下事项。

1. 液体量　婴幼儿及新生儿的当日全静脉营养液应在 24 h 内以微量输液泵均匀泵入，新生儿初出 7 日内最大生理补液量（含全静脉营养液）根据出生体重按日龄进行调整（表 6–2），7 日及以后参考生长体重。

表 6–2　新生儿初生 7 日内每日液体需要量参考

出生体重 /g	第 1 天需要量 / [ml·(kg·d)$^{-1}$]	第 2 天需要量 / [ml·(kg·d)$^{-1}$]	第 3~7 天需要量 / [ml·(kg·d)$^{-1}$]	>7 天需要量 / [ml·(kg·d)$^{-1}$]
<750	100~140	120~140	140~200	140~180
750~1 000	100~120	100~140	130~180	130~180
1 000~1 500	80~100	100~120	120~160	110~130
>1 500	60~80	80~120	100~130	90~110
>2 500	70~80	80~110	90~120	100~140

注：非新生儿年龄组儿童生理补液参考量：学龄前及以上年龄儿童 50~60 ml/(kg·d)，幼儿 60~70 ml/(kg·d)，婴儿 70~90 ml/(kg·d)。

2. 基础热量　早产儿 335~419 kJ/(kg·d)[80~100 kcal/(kg·d)]；足月儿 293~377 kJ/(kg·d)[70~90 kcal/(kg·d)]。

3. 渗透压

（1）经中心静脉输入：≤1 200 mOsm/L。

（2）经外周静脉输入：≤600 mOsm/L。

（3）经颈外静脉等深静脉输入：≤800 mOsm/L。

4. 主要营养物质及组成

（1）葡萄糖：① 剂量：2~5 g/(kg·d)；② 占比：占总能量的 50%~60%；③ 用法：开始剂量为 4~8 mg/(kg·min)，按 1~2 mg/(kg·min)的速度逐渐增加，最大剂量不超过 11~14 mg/(kg·min)；④ 途径：经外周静脉输入葡萄糖浓度 ≤12.5%，经中心静脉输入葡萄糖浓度 ≤25%。

（2）脂肪乳：① 剂量：0.5~3.0 g/(kg·d)；② 占比：占总能量的 30%~40%，糖脂比为(1~2)∶1；③ 用法：生后 24 h 内即可使用，剂量从 1.0 g/(kg·d) 开始，按 0.5~1.0 g/(kg·d) 的速度增加，日最大量不超过 3.0 g/(kg·d)；④ 成分：标准脂肪乳 80%~90%，其他类 10%~20%；⑤ 早产儿推荐

20% 的脂肪乳。

(3) 氨基酸：推荐小儿氨基酸，含多种条件必需氨基酸(如牛磺酸)，为儿童生长必需，生后数小时即可开始输注(肾功能不全者除外)。① 剂量：起始量 1.5~2 g/(kg·d)，逐渐增加至标准需要量，足月儿 3.0 g/(kg·d)，早产儿 3.5~4.0 g/(kg·d)；② 占比：占总能量的 15%~20%。

(4) 非蛋白热量 =1 g：(100~200)kcal，根据胎龄、出生体重和是否需要追赶性生长，可调节至(2.4~3.4)g：100 kcal。① 成分：平衡型氨基酸 / 非平衡型氨基酸 =1：(1~3)，谷氨酰胺等单独添加成分计入氨基酸总量；② 用法：无先天性代谢功能异常者，生后 24 h 内即可使用，从 1.5~2.0 g/(kg·d) 开始，可增至 3.5~4.0 g/(kg·d)，肾功能不全者慎用，肾功能严重不全者禁用。

(5) 电解质：生后第 1~2 天常规无须补充，第 3 天开始参考基础量钠 2.0~3.0 mmol/L、钾 1.0~2.0 mmol/L、氯 2.0~3.0 mmol/L 等进行常规补充，同时根据病情与实时监测结果及时调整。

(6) 微量元素：生后第 1~2 天常规无须补充，第 3 天开始参考基础量钙 0.6~0.8 mmol/L、磷 1.0~1.2 mmol/L、镁 0.3~0.4 mmol/L，同时根据病情与实时监测结果及时调整。

(7) 蛋白质 / 热量比：足月儿 1.8~2.7 g/(kg·d)；早产儿 3.2~4.1 g/(kg·d)。

(二) 儿童静脉用危害药品混合调配注意事项

儿童静脉用危害药品混合调配除按成人危害药品的调配原则与操作流程进行混合调配外，还需注意以下事项。

1. 医嘱药物与诊断是否符合。
2. 非整支(瓶)对保证用药安全、有效至关重要，复核全过程中每一环节均应确保无误。
3. 因儿科医嘱中非整支(瓶)使用较多，因此在调配危害药品时意外溢出的可能性显著增大，在调配的整个过程中要充分做好危害药品溢出的应急处理准备。

(三) 儿科静脉常用贵重药物混合调配注意事项

儿科患者尤其是新生儿、婴幼儿，其年龄与体重决定了静脉用非整支剂量较常见。为了实现资源最大程度的集约化调配，充分利用 PIVAS 的优势，对于贵重药品来说，混合调配应注意以下几方面。

1. 混合调配前再次与临床科室确认是否执行该医嘱。
2. 一日多次用药，确保药物稳定性与安全性的情况下，非整支(瓶)用量的药物同一患儿可分次抽取调配。
3. 全院集中，同一批次同品种统一摆药与混合调配。

(四) 儿童静脉用抗生素、平喘祛痰类、糖皮质激素类、止血类、消肿利尿类等药物混合调配注意事项

儿科患者因年龄小，液体量与给药速度均要求准确，上述类别药物在 PIVAS 调配除按成人的操作规程完成外还应注意以下三点。

1. 分配输液顺序　按儿科疾病特点与药物治疗临床需要正确分配输液顺序。这几类药物均具有进入每日第一批药物治疗的属性，首先考虑疾病治疗需要，再兼顾药物类别。如中度

或重度感染患儿应优先用抗菌药物，再用糖皮质激素类等；如需要治疗或应急止血或有潜在高风险的患儿，应优先用止血类，再用抗菌药物等；如需要治疗或缓解中重度哮喘症状，应优先用糖皮质激素类、平喘祛痰类药物，再用抗菌药物等；如为治疗缓解水肿、容积性心力衰竭等患儿，应优先用消肿利尿类，再用其他类药物。

2. 调配模式 这几类药物在儿科普遍存在非整支(瓶)加药调配，同一批次既可按药物全院或片区实行集中摆药集中调配，也可按病区集中摆药集中调配，或单筐单药调配，可根据各PIVAS的工作方式自行确定。

3. 调配注意点 同一批次中稳定性差、需遮光保存等特殊药物通常安排在本批次最后加药调配，按规程及时送达病区执行治疗。

(五) 儿科注射用头孢曲松钠混合调配注意事项

严格按照药品说明书推荐的儿童用法用量及注意事项用药，并重点注意以下四点。

1. 严禁与含钙制剂配伍 头孢曲松钠与含钙制剂[如氯化钙注射液、葡萄糖酸钙注射液、复方氯化钠注射液(林格注射液)、乳酸钠林格注射液、复方乳酸钠葡萄糖注射液]等配伍，头孢曲松钠阴离子易与阳离子钙形成不溶性头孢曲松钙沉淀，静脉滴注后其微粒可阻塞毛细血管和在组织中沉积并形成肉芽肿，儿科患者毛细血管内径细小更易发生上述反应，若在心、脑、肾、肺等重要器官则可致严重后果甚至死亡；如果新生儿≤28日，需要或预期需要使用含钙的静脉输液，则禁止使用头孢曲松钠。

2. 严禁与含乙醇制剂配伍 头孢曲松钠侧链中含有与甲硫四氮唑侧链相似的氨基噻唑侧链，遇乙醇可产生双硫仑样反应，因此头孢曲松钠严禁与含乙醇药物制剂配伍，并严禁在头孢曲松钠治疗期间饮食含乙醇类食物。

3. 禁忌人群 不得用于高胆红素的新生儿和早产儿。

4. 其他配伍禁忌 头孢曲松钠与氨基糖苷类抗生素、氟康唑、万古霉素等常用抗感染药物配伍会加重药物副作用，故不得混合使用。

5. 合理使用 若需使用含钙制剂，应尽可能避免选用头孢曲松钠治疗；若因治疗需要两者联用，必须分开调配，间隔足够的时间使用；同一静脉给药容器与管道用药前后两者之间需足够非含钙注射溶媒冲管确保用药安全。

岗位对接

- **审方**

案例：患儿，女性，9岁，因尿急、尿痛治疗6日不见好转入院。患儿6日前发生尿急、尿频、尿痛，就诊于楼下私人诊所，诊断为泌尿系感染，服用抗菌药物(不详)治疗后不见好转，发热2日。入院体格检查：体温38.9℃；尿常规白细胞(++)、红细胞(+)和蛋白(+)；血常规示白细胞升高，红细胞沉降率增快。诊断：尿路感染。

用药医嘱：

5% 葡萄糖注射液	250 ml	静脉滴注，一日 1 次
维生素 C 注射液	0.5 g	
0.9% 氯化钠注射液	250 ml	静脉滴注，一日 1 次
注射用氟罗沙星	0.2 g	

请审核该处是否合理。

药师审方：该处方不合理。氟罗沙星为喹诺酮类抗菌药物，动物实验结果显示，喹诺酮类药物可使未成年动物关节软骨发生损伤，导致关节病，故 18 岁以下患者禁用。在由多重耐药菌引起的感染，细菌仅对氟喹诺酮类呈现敏感时，权衡利弊后小儿才可应用本品。另外，氟罗沙星可与 Cl^- 发生螯合，形成沉淀，因此忌用 0.9% 氯化钠注射液或者葡萄糖氯化钠注射液溶解，应选择 5% 葡萄糖注射液。

任务四　保障静脉用药安全输注

静脉药物输注是根据液体静压原理，利用大气压的作用使液体下滴，将有治疗和营养支持作用的药物，如电解质、抗菌药物、细胞毒性药物、血液、血液制品、代血浆制剂、中药注射剂、营养物质等通过静脉滴注方式给药，使疾病得以治疗，达到缓解、好转或痊愈。通过输液方式给药，药物见效快、生物利用度高，同时还具有液体及药物的输入速度和量可控的优点，是临床抢救和治疗患者的重要措施之一；但静脉输液同时也是风险性较大的一种给药方式，由于输入静脉内的输液剂可很快分布到患者身体各个部位，起效快，一旦发生不良反应，留给医护人员的抢救时间较短，抢救不及时可危及患者生命安全；输液反应是其常见的不良反应。在长期液体治疗中发现，由于输液剂质量、输液方式、输液管理不当、静脉用药调配质量的优劣等问题，常会给患者带来危害，直接关系到临床治疗效果和患者用药安全。

课堂讨论

静脉输液由于直接输入静脉，药物分布很快，30 s 内即可遍布全身。输入静脉的物质对人体来说均属异物，常会引起一些反应。为了输液安全，必须注意解决哪些问题？

知识拓展

血液循环的发现

英国人 Harvey 发现了血液循环，但是在当时的条件下，他并不能清楚地了解血液是怎样由动脉流到静脉的。当时的显微镜还不完善，不能观察到动脉与静脉之间的毛细血管。尽管如此，Harvey 还是根据他的观察和实验做出了正确的推断，血液是由心脏经过动脉到静脉再回到心脏这样循环不息地流动的。他的基于事实的想象力帮助他跨过了动脉和静脉之间的空缺。在他逝世之后，显微镜得到改进，意大利的解剖学家在 1661 年发现了动脉与静脉之间的毛细血管，证实了 Harvey 关于血液循环的学说的正确性。

Harvey 在前人工作的基础上发现了血液循环，这是他的历史性功绩。但是他的贡献还不止于此，他通过发现血液循环把实验方法引入了生物学，做出了一个用实验方法解决生物学问题的榜样，开拓了这条道路。因此，后人把 1628 年 Harvey 发现血液循环作为生理学成为实验科学的里程碑，该发现为静脉药物输注奠定了基础。

一、静脉药物输注中的体外药物相互作用

药物相互作用是指同时或相继使用两种或两种以上药物时，其中一种药物作用的强度、持续时间、作用性质受到另一种药物的影响而发生明显改变的现象。理论上来说，药物相互作用对患者的影响有三种情况：有益、无关、有害。但实际上药物相互作用常常只有对患者造成有害影响时才能引起充分的注意。因此，狭义的药物相互作用通常是指两种或两种以上药物联合应用时产生的不良影响。

静脉药物输注中的体外药物相互作用也就是一般所说的理化性配伍变化。配伍变化包括产生沉淀（可由于注射液溶媒组成改变、电解质的盐析作用、pH 明显改变或形成络合物而发生）、变色、产气、效价下降、聚合反应等，即静脉药物输注中的配伍禁忌。配伍变化可分为以下两类。

1. 可见配伍变化　包括溶液浑浊、产气、沉淀、结晶和变色。可见配伍变化，应在混合后仔细观察，大多数是可以避免的。但有一些可见配伍变化不是立即发生的，而是在使用过程中逐渐出现的，更应该引起足够的重视。例如，20% 磺胺嘧啶钠注射液与 10% 葡萄糖注射液混合后，由于 pH 明显改变，可使磺胺嘧啶结晶析出，这种结晶从静脉进入微血管，有可能造成栓塞。

2. 不可见配伍变化　包括水解反应、效价下降、聚合变化，肉眼不能直接观察到的微粒等影响药物对人体的安全性和有效性。例如，氨基酸注射液中不能加入任何药物，因为对酸不稳定的药物在这种营养液中容易降解；还有可能与青霉素形成变态反应性结合体，加重青霉素的变态反应。

二、安全实施静脉药物输注应注意的问题

1. 人员要求　在影响静脉药物输注安全的诸多因素中，防止配伍禁忌与药物调配污染是药学人员需要解决的核心问题；严格掌握静脉输注药物或输液剂的适应证、禁忌证、输入速度

与输入剂量，以及有关输液及药物进入人体后所产生的各种不良反应的监测和处理等是临床医师、护理人员需要解决的核心问题。实施静脉药物治疗的医护人员必须熟知体液的生理知识，了解各种输液剂的适应证、禁忌证及输注时的注意事项；必须熟练掌握各部位静脉穿刺置管技术，并应具备处理因输液引起的各种并发症与意外的能力；必须掌握液体治疗常用的监测技术并能对监测所获得的各项参数做出符合实际的解释，据此采取相应处理。

2. 审核要求　专科临床药师应结合患者病情诊断协助医师制订适宜的药疗方案，或对方案进行合理性审核；药房中，住院药师或临床药师应从理化性质、稳定性、药物配伍、相互作用等方面对医嘱进行调配前的再次审核。

3. 调配要求　建立 PIVAS，严格执行规范操作，确保药品调配质量和静脉用药安全。

4. 用药要求　在临床用药阶段，医务人员要充分合作，药师注意给药间隔、给药顺序、稀释浓度、是否避光给药等问题，护士完成静脉输液操作及疗效和不良反应的监测，一旦发生严重不良反应，配合医师正确处理。

三、静脉药物输注的并发症及其防治

静脉药物输注中常可因输液剂质量、输液管理不当、未严格观察输液期间患者反应，以及患者特异体质或药物配伍不合理等原因造成一些并发症。常见的有发热反应、循环超负荷、空气栓塞及静脉炎等。

1. 发热反应

(1) 原因：输入致热物质(包括热原异体蛋白、其他非蛋白质有机物或无机物质)而引起，多因输液器被污染、输液剂或药品不纯及灭菌不完善所致。

(2) 症状：表现为畏寒、寒战、发热、出汗。轻者体温常在 38℃左右，停止输液后数小时内体温可恢复正常。严重者初起寒战，继之高热，体温可达 40~41℃，并伴有恶心、呕吐、头痛，腰部及四肢关节剧痛，皮肤苍白、湿冷，血压下降，休克，甚至死亡。

(3) 防治：加强对输液剂及拟输入药物的检查，使用合格的输液剂及药物；治疗室应每日清洁消毒；使用合格的一次性输液器；尽量避免在病房内向输液瓶中加药；尽量减少联合用药的数量；药物调配完成不宜放置太久；严格执行输液操作规程。出现发热反应后，应减慢滴速或立即停止输液；对高热患者给予物理降温，必要时给抗过敏药物或激素类药物治疗；应封存剩余的输液剂和输液器，并送检验科做细菌培养。

2. 循环超负荷

(1) 原因：由于输液速度过快、短时间内输入液体量过多使心脏负荷过重引发。

(2) 症状：患者突然出现胸闷、呼吸困难、气促、咳嗽、吐泡沫痰或血性泡沫痰，听诊肺部出现湿啰音。

(3) 防治：注意输液量与输液速度个体化，对心脏疾病患者、老年患者及儿童特别注意输液量与输液速度。一旦出现肺水肿应立即停止输液，并进行紧急处理；可行面罩加压给氧，按医嘱给予镇静剂、扩血管药及洋地黄类药物；必要时可用止血带或血压计袖带进行四肢交替结扎，减少静脉回流，但应保持动脉血通过。

3. 空气栓塞

(1) 原因：输液器内空气未排净，输液器与穿刺针连接不紧，更换液体不正确或加压输液时液体走空等发生空气栓塞。

(2) 症状：患者胸部感到异常不适，咳嗽、面色苍白，随即发生呼吸困难和严重发绀、心动过速后背痛伴有窒息或呈濒死状态。听诊心前区可闻及响亮持续的"水泡音"。如进入静脉的空气量少，可分散到肺小动脉内，最后到达肺毛细血管，其损害较小；如进入大量空气可阻塞肺动脉入口，使血液不能进入肺内，引起严重缺氧，甚至造成患者死亡。

(3) 防治：输液前注意将输液管道内气体排出；观察输液管与穿刺针连接是否严密；加压输液时应严密观察患者；瓶装液体即将输尽时，及时更换；加强全程监护。一旦发生空气栓塞症状，立即进行抢救。

4. 静脉炎

(1) 原因：多由于输液剂中含不溶性微粒量多等引起；也可因长期输注浓度高、刺激性强的药液，或静脉内放置刺激性大的导管时间过长，引起局部静脉壁炎症反应；另外，输液过程中违背无菌操作原则，也可引起局部静脉感染。

(2) 症状：沿静脉出现条索状红线，局部红、肿、热、痛，有时伴有畏寒、发热等全身症状。

(3) 防治：严格掌握药物配伍禁忌，液体中联合用药不宜超过三种；选用优质的输液剂并在输液全程严格执行无菌技术；并防止药物溢出血管外。对血管壁有刺激性的药物应注意充分稀释后缓慢滴注。发生静脉炎后，可局部用药进行处理，对严重病例也可给予抗生素治疗。

岗位对接

- **审方**

案例：患者，男性，45 岁，因"发热、咳嗽、咳痰"入院。一周前淋雨后出现咳嗽、咳痰，自行服用止咳药，有所缓解。近 3 天出现发热，最高体温 39.5℃，伴咳嗽、咳黄痰，喘息，肌肉疼痛。体格检查：体温 38.7℃，心率 84 次 /min，呼吸 21 次 /min，血压 120/83 mmHg；听诊右肺可闻及湿啰音，双肺呼吸音粗。血常规示白细胞 14.6×10^9/L，中性粒细胞 87.3%；肺部 CT 提示右肺下叶及基底段可见片状阴影，考虑炎症。诊断：肺炎。

用药医嘱：

5% 葡萄糖注射液	250 ml	静脉滴注，一日 1 次
注射用乳糖酸红霉素	0.5 g	
0.9% 氯化钠注射液	100 ml	静脉滴注，一日 2 次
盐酸氨溴索注射液	30 mg	

请审核该处方是否合理。

药师审方:该处方属不合理用药,红霉素溶媒选择不当,属于配伍禁忌。红霉素为大环内酯类抗菌药物,通过与细菌核糖体上的50S亚基结合从而抑制蛋白质的合成发挥抗菌作用。其化学结构中含有大内酯环及苷键,当溶液pH<4时,苷键易水解,pH>8时,内酯环易开裂,其酸碱水解产物均失去抗菌活性。5%葡萄糖注射液的pH为3.5~5.5,易导致红霉素降解降效。0.9%氯化钠注射液的pH为6.5~7.5,故应选择0.9%氯化钠注射液或其他电解质溶液作为溶媒。如用葡萄糖注射液作溶媒,则须每100 ml溶液中加入4%碳酸氢钠注射液1 ml,以纠正其酸性。

思考题

1. 全静脉营养液由哪些成分组成?
2. 全静脉营养液审方应注意哪些方面?
3. 危害药品用安瓿包装时,混合调配操作步骤应该是怎样的?

项目六在线测试

(胡 鹏 闫晓钰)

项目七
PIVAS 信息化与自动化技术应用及智能化发展

学习目标

- 掌握 PIVAS 信息化管理的基本原则、基本要求，学习运用医院 PIVAS 信息化管理系统。
- 熟悉 PIVAS 信息化管理系统基本流程。
- 了解 PIVAS 自动化与智能化技术的应用。

思 维 导 图

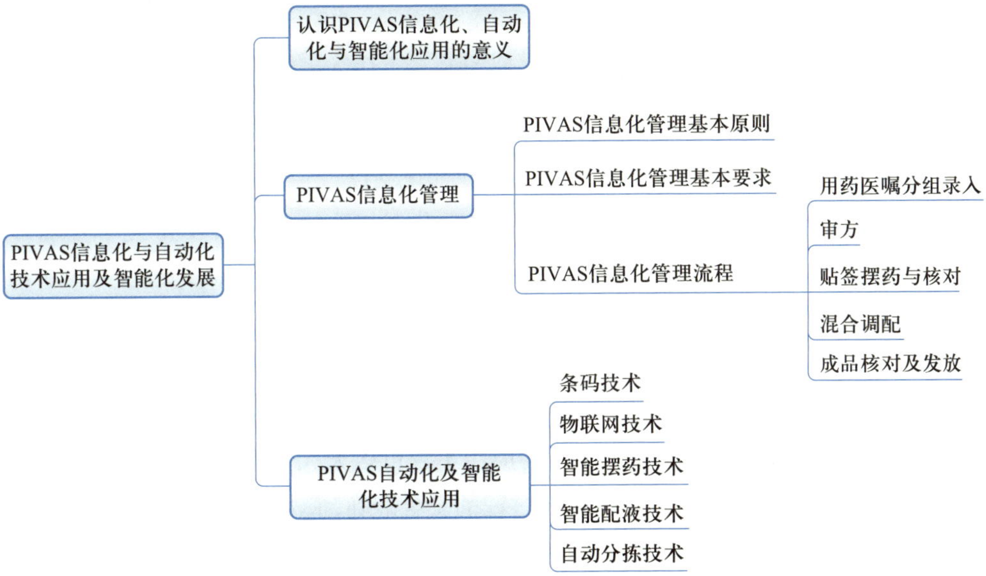

21 世纪是信息化、自动化、智能化时代，信息化、自动化、智能化也是现代医院 PIVAS 的发展趋势。构建现代化医院 PIVAS，需要高效的信息管理系统的开发与升级，更离不开自动化、智能化硬件设备的引进。随着 PIVAS 的调配品种、数量逐步扩大，有关法律、法规会进一步加强，调配规范逐步完善，信息化、自动化与智能化将紧密结合并逐步提高。

任务一　认识 PIVAS 信息化、自动化与智能化应用的意义

PIVAS 采用普通人力工作模式表现出工作流程环节多、涉及人员多、工作量大、工作强度高、时间紧迫、工作质量要求高等特点，大量的医嘱合理用药审核及药品的高效率核对，容易导致疲劳，仅靠人力完成相应工作而不产生差错十分困难。因此，PIVAS 信息化、自动化与智能化的应用具有重要的意义。

1. 提高管理水平，实现药品信息化管理　PIVAS 信息化管理系统可以与医院信息系统(HIS)进行无缝连接，记录药品的各种信息，如药品的效期、批号、数量等，可以随时提供药品的实时库存信息，并具备效期提示等功能，使药品库存管理更加科学、规范，帮助药师提高管理水平。信息化管理不仅能提供及时、准确的数据，实现信息与资源的合理化共享，而且使工作流程更优化与规范，保证每个环节的可控性与可追溯性。

2. 有效控制工作差错率，保证用药安全　PIVAS 引进自动化系统后，采用全程的自动化技术摆药，保证药品调剂的准确。从药品入库开始，自动化系统采用一系列核对技术，如条码核对，保证入库药品准确。智能配液系统可精准、定量地调配药品，降低工作人员劳动强度，追踪调配结果，降低调配残留量。智能分拣系统不但可以将工作人员从繁忙的分拣工作中解脱

出来，还可以提高分拣效率，几乎可完全杜绝人工分拣的差错。

3. 提高工作效率　自动化系统实现了药品的自动化调剂、入库及信息化管理，智能小车实现了物品的无人传送，智能摆药系统改变了原来按病区摆药的模式，实现了按药品品种统排模式，有效地减少了 PIVAS 所需人员，降低了工作强度，提高了工作效率。在信息管理系统中，自动审方系统通过对接收的医嘱进行自动审核，实现了审方同质化、标准统一化，避免了人工审方的差异，并为临床安全合理用药提供了专业知识支撑。

4. 改善洁净区空间环境，使布局更合理　自动化系统取代了传统药架，对药品进行密集贮存，在较小的空间内贮存了大量的药品，有效节省了 PIVAS 的空间，无人传送减少了洁净区的人员流动量，为保证洁净区的洁净度提供了条件。

5. 减少人力成本　使用自动化设备以后，单人每小时可完成调剂处方 300 多张，是使用自动化设备前，几个人的工作量，可以为医院节省大量的人力成本。

因此，PIVAS 信息化、自动化与智能化的应用不仅可以大大提高工作效率，更为重要的是可以对药品实行数量化管理，并且确保调剂过程的安全准确，最大限度地杜绝医疗事故和因调配错误而产生的损耗。同时，还可以改善工作环境，提升医院的整体形象，是医院信息化、自动化与智能化水平的重要体现。

任务二　PIVAS 信息化管理

2010 年原卫生部印发的《静脉用药集中调配质量管理规范》中明确规定，具有医院信息系统的医疗机构，PIVAS 应当建立用药医嘱电子信息系统，电子信息系统应当符合《电子病历基本规范（试行）》有关规定。① 实现用药医嘱的分组录入、药师审核、标签打印以及药品管理等，各道工序操作人员应当有身份标识和识别手段，操作人员对本人身份标识的使用负责。② 药学人员采用身份标识登录电子处方系统完成各项记录等操作并予确认后，系统应当显示药学人员签名。③ 电子处方或用药医嘱信息系统应当建立信息安全保密制度，医师用药医嘱及调剂操作流程完成并确认后即为归档，归档后不得修改。④ PIVAS 应当逐步建立与完善药学专业技术电子信息支持系统。

一、PIVAS 信息化管理基本原则

1. 为保障静脉用药集中调配工作的正常运行，PIVAS 信息化管理应符合相关法律和《静脉用药集中调配质量管理规范》的规定。

2. PIVAS 信息化管理需要借助集硬件和软件于一体的电子信息系统，即由计算机、通信设备、处理设备、控制设备及其相关的配套设施构成，按照一定的应用目的和规则，对信息进行采集、加工、贮存、传输、检索等处理的人机系统。

3. PIVAS 电子信息软件系统的设计应与医院原有 HIS 完全兼容，信息共享包括 PIVAS 和药库的药品信息共享，和临床用药医嘱的审核、调配信息共享，以及患者信息、各岗位操作人员

信息共享，实现信息无纸化传输。

4. 应制定相关的安全保密制度，防止信息泄露，包括药品信息和患者用药信息等；做好相应的信息系统故障应急预案，防止出现故障时影响静脉用药调配工作。

5. 操作系统必须设置用户名和密码，管理员负责用户账号管理，并对用户账号的安全和保密负责。操作人员应以自己的用户名和密码登录，进行权限范围内的操作，对本人身份标识的使用负责。严禁用计算机做与工作无关的事。

6. 应由专人进行运行程序的参数设置，一般操作人员不得变更相应内容。任何个人不得擅自修改数据库，对涉及非正常途径操作的药品账目变更，必须经所在部门主管批准，并做记录。

7. 使用中出现异常情况（包括打印机）应立即报信息部门检修。

8. 工作结束后应退出所有操作系统程序并关闭计算机。

考点提示

PIVAS 信息化管理基本原则。

二、PIVAS 信息化管理基本要求

1. PIVAS 电子信息系统应具备药品二级库管理、静脉用药医嘱接收与审核、输液标签处理（排批次）等基本功能，以及贴签摆药、加药混合调配、成品输液复核、打包外送、护士签收及退药等环节的信息管理功能。

2. 药品二级库管理功能包括药品请领、入库、出库、调拨、报增、报损、盘点等。

3. 静脉用药医嘱的接收与审核：静脉用药医嘱的接收信息包括病区、床位号、患者姓名、性别、年龄、住院号、药品名称、规格、剂量、用药频率、执行时间、医师姓名等。医嘱审核时应对药品的适应证、用法用量、配伍禁忌、相互作用、溶媒选择及浓度等进行适宜性审核，以及全肠外营养液相关计算等。同时反馈临床不合理医嘱，并定期进行统计分析。

4. 根据用药频率、用药先后顺序、每批输液量等，对合格医嘱进行批次排定。

5. 根据病区或药品种类打印输液标签。

6. 加药混合调配时应能识别该输液是否需要调配，建议使用条码扫描进行判断。

7. 成品输液复核时能对计费结果、医嘱是否撤销进行再次扫描核对。

8. 打包外送时电子信息系统应进行各病区每个批次的成品输液数量汇总，便于实物数量核对，数量相符方可外送。

9. 护士签收成品输液时建议进行条码扫描，以识别病区、数量的准确性。

10. 采用电子信息系统操作时应显示当前操作人员的信息（姓名、工号或代码），并能进行责任追溯。

知识拓展

PIVAS 电子信息系统的现场督导检查

按照《静脉用药调配中心督导检查制度》规定，新的 PIVAS 建设行业督导检查分为预审与现场督导检查两部分，PIVAS 电子信息系统的现场督导检查包括以下内容。

1. 现场检查电子信息系统，查看医嘱（处方）分组录入、医嘱审核、摆药、标签打印、摆药核对、输液调配、成品复核、配送签收和临床输注各道工序操作人员的身份及操作时间标识，查看是否能全程溯源。

2. 现场检查电子信息系统，查看登录系统的方式，系统能否显示药学人员审方、发药、摆药、调配、复核的签名。现场提取 3~5 条医嘱完成各项操作后，检查系统各工序有无显示相应人员签名；如无信息系统，则查看纸质流程记录。

3. 检查电子信息系统安全保密制度：检查系统有无账号和密码，有无使用公共账号和密码登录医嘱信息系统情况；检查是否存在用药医嘱归档后再修改的方法和途径。

4. 检查药学专业技术电子信息支持系统建立与完善情况，包括药物配伍审核、剂量审核、全肠外营养药物处方审核、化疗药物处方审核等功能模块系统。

三、PIVAS 信息化管理流程

很多医疗机构自建立 PIVAS 起便同时自主开发建立了配套的 PIVAS 电子信息系统，并不断加以改进和完善。PIVAS 电子信息系统信息化管理流程主要有用药医嘱分组录入、审方、摆药、贴签核对、混合调配、成品核对及发放等，该信息化管理流程使静脉用药调配工作流程得到优化，可提高静脉用药质量，促进静脉用药的合理使用。

（一）用药医嘱分组录入

由医师按照《处方管理办法》和《电子病历基本规范（试行）》有关规定，负责将患者处方或用药医嘱分组录入计算机。

（二）审方

1. 审方软件支持　审方软件有很多种，这些审方软件功能不一，但是将这些软件系统嵌入 HIS，可实现对输液配伍合理性的自动审查，对药师审核处方提供很大的帮助。在原有 PIVAS 审方系统的基础上，结合临床诊疗工作特点对系统功能进行升级改造，人工参与维护系统药品信息，加快药品自动化信息服务进程，利用计算机将药品信息与医嘱关联，完善合理用药软件，让计算机自动提示相应药品的配伍禁忌、药物相互作用、用法用量等信息，从而减少病区不合理医嘱。实现用药医嘱智能审核、静脉输液自动分批次，最大限度地避免因人为操作造成的医嘱审漏、批次漏调等情况，保证每一条提交到 PIVAS 的医嘱能及时得到处理。

2. 人机结合　用药医嘱审核应建立以药师为主、信息系统为辅的审方模式，即审方软件与人工审核相结合的方式，因为审方软件始终无法替代人工审核。每位患者的病情不一，对药物的反应也是不一样的，需要个体化用药，这样就要求审方人员通过综合患者的各项指标，结合患者体征方能达到安全、合理用药的目的。在强调精准医学的今天，功能再强大的审方软件目前也无法将患者的所有情况进行综合评价。因此，应嵌入合理用药软件，通过批量审核提高效率，结合每家医院自定义的合理用药数据库信息，由审方药师结合患者病情综合审方，个体化审方。

（三）贴签摆药与核对

1. 将审核合格的用药医嘱生成输液标签。输液标签由电子信息系统自动生成编号，编号规则由各医疗机构自行确定。

2. 打印输液标签，应当遵循《静脉用药集中调配质量管理规范》规定，采用电子信息系统运行操作。打印前先确认打印机处于正常工作状态。

3. 备份输液标签有两种方式，可以是纸质备份或者是电子备份。纸质备份输液标签应随调配流程，并由各岗位操作人员签名或盖章后，保存 1 年备查；电子备份应有安全保护系统，确保存入计算机信息系统后不能再修改，以及输液标签信息与原始输液标签一致。

4. 对于有用药注意事项，如特殊滴速、避光滴注、特殊用药监护的药品，可以在 HIS 的药品数据中进行维护，增加输液注意事项栏。在 PIVAS 系统标签打印模块中，标签下方增加注意事项栏，标签注意事项栏中的内容取自 HIS 中输液注意事项栏。

5. 有智能化扫描系统的 PIVAS，可通过计算机追踪到各个环节的人员操作信息。还可通过将各个环节班次操作人员姓名提前输入计算机的相应位置中，显示在打印出来的输液标签上。

6. 对于审查通过的医嘱信息，系统会自动生成条码标签。条码是识别患者液体的唯一代码。它是以执行日期 + 患者住院号 + 执行时间 + 医嘱序号构成的唯一标识字符为依据，通过系统转换打印到标签上的，能够有效地防止忙中出错，最大限度地发挥药师的审查监督作用与保障患者用药的安全。

7. 在 PIVAS 信息化管理系统中选择合适的摆药模式和自动化与智能化设备进行摆药，如统排机是统排模式的最佳选择，配置智能药盒和智能读写器，药盒可与医嘱信息实现绑定，通过医嘱汇总，标签分类打印，灯显提示药品位置完成摆药。

（四）混合调配

药师在混合调配药物前（不同药师分别负责不同病区）对输液袋的条码进行扫描，PIVAS 信息管理系统完成以下功能。

1. 记录药品信息、摆药时间及药师工号、工作环节等数据。

2. 自动进行配药计数，产生不同病区不同批次的配药总数，通过比对摆药总数，一旦发现漏配情况自动提醒。

3. 在扫码时判断是否有退药信息，如有退药申请，则取消调配该药品。

4. PIVAS 还可以采用自动化与智能化技术对输液进行混合调配，如采用双向精密配液泵和智能静脉用药调配机器人等设备。

5. 完成调配操作流程后，系统自动减去处方组成药品在二级库所存药品数量，做到账物相符，并自动形成药品月收支结存报表。

（五）成品核对及发放

1. 各病区的成品输液应形成统一条码。

2. 对已冲配完成的药品进行条码扫描，并保存药品的状态信息。对所调配的药品进行实时查询，可以准确查询药品现在所处的状态、本病区药品是否按批次调配完成。这样有利于及时完成供应，同时对于特殊情况如临时打包和退药也方便处理。

3. 按调配批次对完成成品核对扫描的科室提取数据，生成成品交接单，便于临床接收、核对。

任务三　PIVAS 自动化及智能化技术应用

近年来，自动化、智能化技术被越来越多地应用到 PIVAS 的各项工作中，并发挥重要的作用。PIVAS 目前先进的自动化、智能化设备主要包括：智能存取机、盘点机、贴签机、半自动配液仪、双向精密配液泵、全自动配液机器人、成品输液自动分拣机等。

随着智能分拣系统、自动配药系统、智能药品管理柜等自动化系统的不断完善和使用，未来无线射频技术（RFID）、二维条码和无线手持识别技术、无线网络技术等均可应用在 PIVAS 所有自动化操作中，由于可实现与 HIS 的嵌合和无缝衔接，一体化的集成管理模式值得在 PIVAS 推广应用。

课堂讨论

一维条码和二维条码在 PIVAS 应用中有什么区别？

一、条码技术

条码技术是由一组不同宽度、不同反射率的黑条和空白按规定编码组合起来用以表示一组数据符号的自动识别技术，这种技术配有专用的仪器进行识别。条码技术可以表示物品的基本属性，具有容量大、密度高、编码范围广、保密性强、成本低、不依托数据库传递备件信息等优势，可以做到不接触的近距离扫描识读。目前，条码技术主要包括一维条码和二维条码技术。一维条码外观上由黑白相间、粗细不同的矩形条纹构成。一维条码的宽度记载着数据，而其长度没有记载数据。二维条码是在一维条码无法满足实际应用需求的前提下产生的。二维条码在外观上由黑白相间、粗细不同的点阵图形组成，二维条码的长度、宽度均记载着数据。二维条码有一维条码没有的“定位点”和“容错机制”。容错机制在即使没有辨识到全部的条码或条码有污损时，也可以正确地还原条码上的资讯。因此，二维条码技术的应用更加广泛。

随着医院管理信息化的不断深入，为了提高医疗质量，减少医疗差错，条码技术越来越多地为医疗机构所采纳应用。PIVAS 将条码设计到输液标签上，通过专用扫描仪对输液标签进行扫描来实现以下功能。

1. 输液单管理，包括医嘱状态、审方核对、摆药印签、调配核对、打包核对、签收记录及病区退药。

2. 库存盘点管理。

3. 查询统计管理，包括调配状态统计、工作量统计、退药统计、差错统计等。

条码技术需配有专用的扫描仪进行扫描，但是配置的扫描仪位置比较固定，且需与计算机配合使用，扫描受场地限制较大。因此，随着 PIVAS 工作量的增加，扫描速度受到一定的限制，工作效率也有所降低。PIVAS 工作中手持个人信息处理器（personal digital assistant，PDA）的应用将克服以上缺点，PDA 因扫描方式灵活多变，扫描所需时间随之缩短，明显提高了工作效率。PDA 以无线网络通过 HIS 传送医嘱信息连接到 PIVAS 工作站的掌上计算机，其中嵌入了各种应用软件，搭载了智能化操作系统，实用性极强且价格低廉，其自带的条码技术和无线网卡可以实现不同环境下的数据传输、资源共享和移动办公，并将各种医嘱信息、患者信息呈现给其他用户。此外，PDA 还可用于追踪输液信息、收集数据、统计工作量等。

条码技术在 PIVAS 信息管理系统中应用，不但信息存储量大，而且运行稳定、操作简易，在提高工作效率、减少人为因素导致的差错的同时，也为 PIVAS 今后的电子信息扩充提供了有力保障。

二、物联网技术

物联网技术是指通过无线射频技术（RFID）、红外感应器、全球定位系统、激光扫描器等信息传感设备，按约定的协议，把物体与互联网相连接，进行信息交换和通信，以实现对物体的智能化识别、定位、跟踪、监控和管理的一种网络应用技术。

基于物联网技术的 PIVAS 配液扫描系统由 CPU 处理器、真彩色触摸式液晶屏、进口扫描引擎、操作系统、标准协议模块、嵌入式软件等硬件和软件构成。PIVAS 配液系统扫描操作流程简单（图 7-1），其中操作系统和真彩色触摸屏提供了丰富的多媒体声、光辅助提醒，防止差错。PIVAS 配液系统使用的是国际通用标准的无线协议，无须布线，使用方便，部署简单，可应用在各个环境，包括病区的配液。

PIVAS 采用物联网技术，可实现用户权限管理、岗位条码管理、各类排班管理、配液扫描和查询、工作量统计和评价等多种功能。物联网技术的应用提高了工作效率和用药安全，可避免药物漏配、漏送、错送等情况的发生，不仅对 PIVAS 不同工作岗位和工作流程进行了系统化安排，同时实现了对各环节工作情况进行追踪、记录，特别是实现了对每一袋输液成品调配过程的可量化、可控制、可定位和可追踪。另外，PIVAS 采用物联网技术，为加强绩效管理提供数据支持，将工作过程的相关数据通过激光扫描及无线传输等传感设备采集存储，便于实施跟踪及工作量统计。

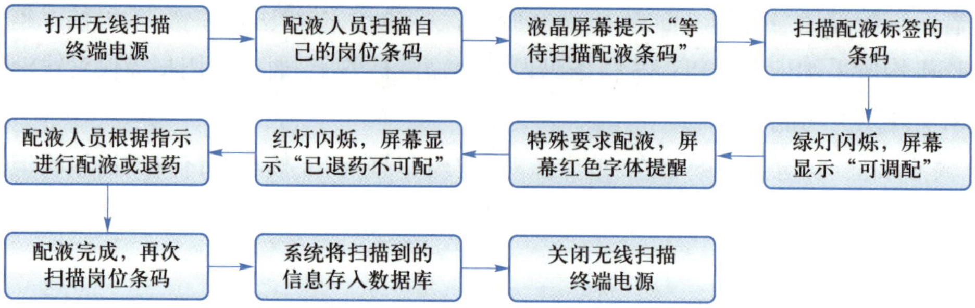

图 7-1　PIVAS 配液系统扫描操作流程

三、智能摆药技术

PIVAS 智能摆药系统利用条码技术与射频技术，由智能存取机、自动盘点机、电子输液架、移动扫描器等硬件设备组成，简化了以往摆药的操作流程（图 7-2），真正实现了智能摆药、智能贴签、自动分舱、自动盘点和一键退药等多种功能。

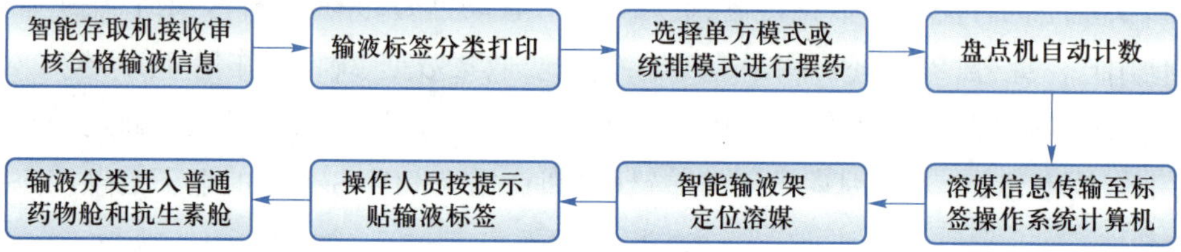

图 7-2　智能摆药系统操作流程

智能存取机在摆药时可根据所选药品自动运转，将所需的药品用红色指示灯定位在药师面前，实现了摆药工作由传统的“人找药品”到现在的“药品找人”的模式转变，同时可以记录药品的进、出药时间，并进行库存管理。利用盘点机进行注射液的数量盘点，操作方便快捷、高效准确。智能输液架上装有发光二极管显示屏，与服务器的数据连接，自动提示输液中溶媒的位置和数量，保证准确性。移动扫描器作为输液标签条码的移动扫描终端，与智能存取机连用，用于临床撤销的输液标签处理。该智能摆药系统的使用不仅提高了 PIVAS 的工作效率和减少了人为差错，而且提高了药品整体管理水平，促进了药学服务重心的转变，是 PIVAS 实现信息化、自动化和智能化的一个新突破。

四、智能配液技术

双向精密配液泵是一种高效的配液设备，可以准确、快速地抽取液体，可抽取液体的最小体积为 0.2 ml，可满足各种输液调配的需求。该设备可用于批量输液药品的溶解和抽吸，可通过减少操作次数显著降低调配人员的劳动强度，并通过减少输液穿刺次数降低输液微粒数，提高输液质量。对于化疗药物等危害药品，双向精密配液泵可减少逸出、滴落，减少职业伤害。双向精密配液泵借助条码技术简化操作流程，杜绝人为误差。另外，该设备严格遵循调配顺序，可避免人为调配顺序出错而带来的潜在风险，还可显示调配结果报告，可全程追踪所有流程。然而，在使用过程中，双向精密配液泵尚存在调配量较小时省力不省时等问题，仍有待进一步改进和完善。

某医院启用了国内首台智能静脉用药调配机器人，每天可为 50 名左右的化疗患者调配静脉用药。与人工调配相比，机器人调配的药品经过严格论证、严谨测试，每一种药品调配都具有独立的控制程序；每一个调配关键步骤均具有检测和反馈功能，确保调配成品精确无误；调配时的数据、图片、视频同步保存以便追溯；药品调配经传感、质量与体积算法确认，确保调配成品的剂量精确度控制在 ±5% 以内；并且只需简单的操作（图 7–3）即可完成一瓶输液药物的定量调配，并贴好了相应的写有患者信息、药物名称和用法用量的标签，这不仅进一步提升了医院医疗护理质量和用药安全，更能避免药护人员受到药物的毒害。总之，智能机器人调配危害药品具有以下优势。

1. 其信息化可以对药物调配过程进行全程记录、全程跟踪、全程监控，从而提高药品质量和药事质控管理水平，减小医疗纠纷。

2. 其自动化可以节约人力成本，把护士还给临床，把药师还给患者。

3. 其智能化保证了调配药物剂量的精准性、一致性，从而提高药物治疗的有效性和安全性，同时最大限度地减少了对操作人员的暴露风险，加强了医护人员职业防护。

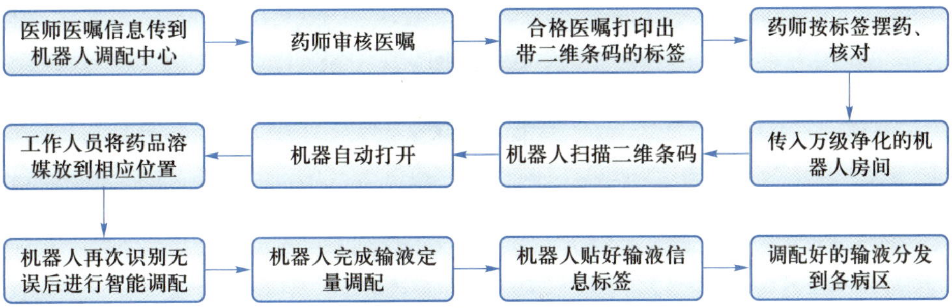

图 7–3　智能静脉用药调配机器人操作流程

五、自动分拣技术

成品输液自动分拣机主要由计算机系统、成品输液分拣装置（包括高清红外扫描仪、大型闭合环状传送带、机体两侧上下双层电子感应平台、多组输液袋拨片及滑道）、多个底部带有电子芯片的成品输液贮存篮组成。

目前，该自动分拣机可对不同规格（50 ml、100 ml、250 ml、500 ml）的软袋成品输液进行自动化分拣，操作流程简便（图 7–4），可实现软袋成品输液信息的获取、复核确认与分拣、成品输液的累计计数、科室交接单的生成并打印、成品输液信息的统计查询等多种功能。该智能分拣机的使用不仅可以节省空间、优化布局，而且在降低人员劳动强度的同时，还提高了工作效率、降低了工作差错。

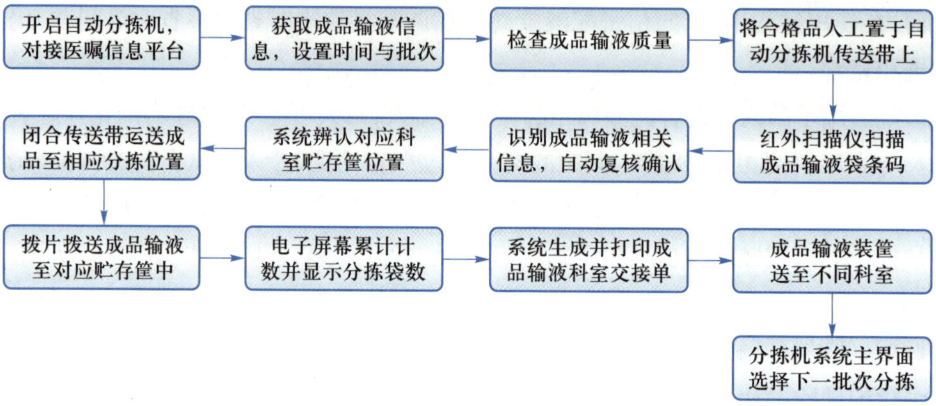

图 7-4 成品输液自动分拣机操作流程

思考题

1. 信息化、自动化与智能化技术在 PIVAS 中应用有怎样的意义？
2. 目前，我国 PIVAS 先进的自动化、智能化设备有哪些？
3. 未来还有哪些自动化、智能化新技术可以在我国 PIVAS 中开发和应用？

项目七在线测试

（陈方圆）

项目八

PIVAS 突发事件处理

学习目标

- 熟悉医院感染的预防与控制的相关基本知识，以及 PIVAS 应急预案。
- 能够在岗位工作中运用 PIVAS 应急预案解决问题。

思维导图

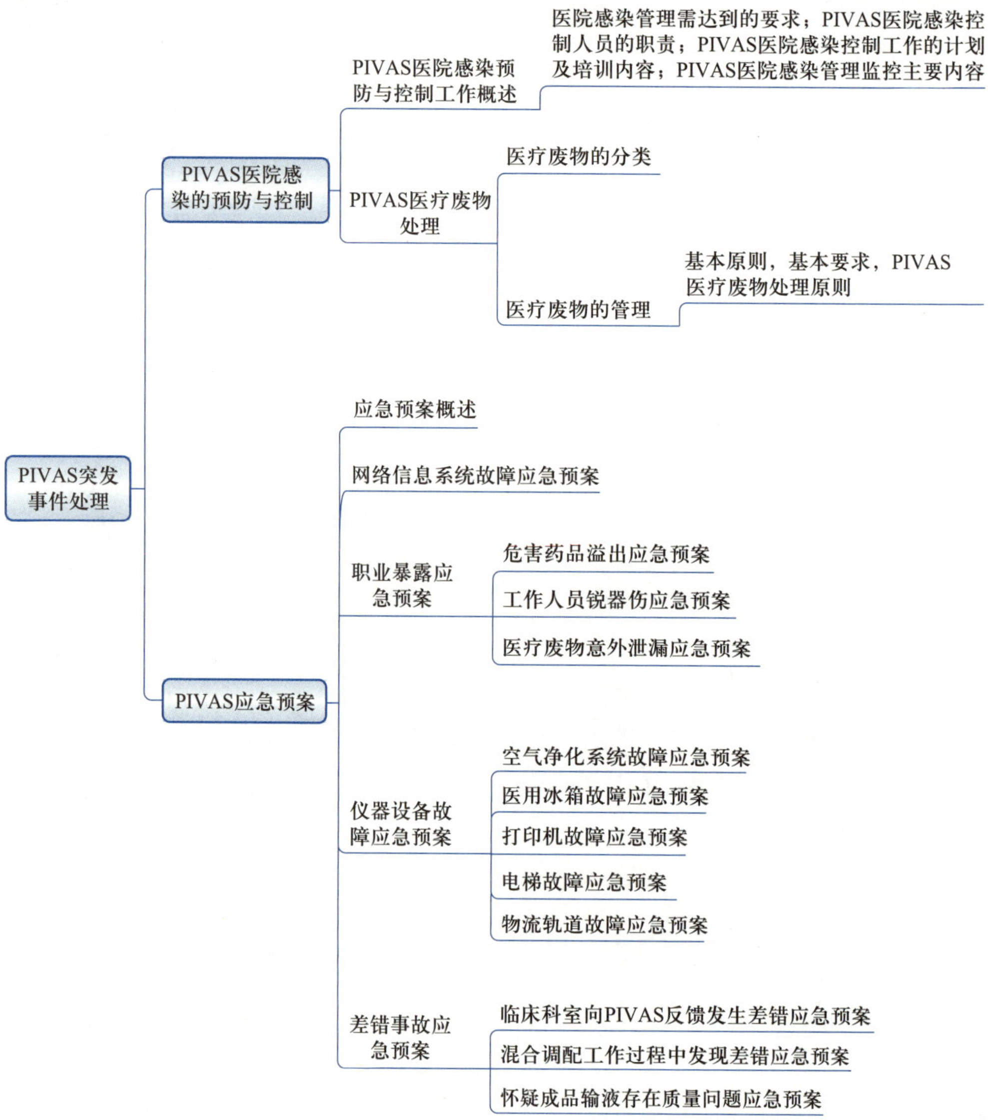

任务一　PIVAS 医院感染的预防与控制

PIVAS 是一种将原来分散在各个病区调配的静脉用药转为在药学监护下集中配置、混合、检查、分发的管理模式，一旦污染会造成群体性事件，直接影响患者静脉用药的安全，甚至关系到患者的生命安危。

一、PIVAS 医院感染预防与控制工作概述

为预防和控制 PIVAS 医院感染的发生，PIVAS 有严格的工作制度、岗位职责，PIVAS 感染

管理小组由医院感染管理委员会、医院感染管理科直接领导。

PIVAS 医院感染主要从环境的清洁消毒与监控、医务人员手卫生、无菌操作、职业暴露与防护、医疗废物的管理等方面进行预防与控制，其医院感染管理需达到以下几方面的要求：① 制定卫生管理制度、清洁消毒程序。各功能室内存放的物品要与其工作性质相符合。② 洁净区需每天清洁消毒，且其清洁卫生工具不得与其他功能室混用。清洁工具的洗涤方法及存放地点应当有明确规定。消毒剂需定期轮换。③ 定时监测洁净区空气中的菌落数并有记录。进入洁净区的人员数应当严格控制。④ 重视检查和定期更换空气过滤器（初、中、高效）。⑤ 要有良好的供排水系统，水池干净、无异味，其周边环境干净、整洁。⑥ 重视个人卫生，进入洁净区的操作人员不能化妆和佩戴饰物，要按规定和程序进行更衣。⑦ 根据《医疗废物管理条例》建立医疗废物处理管理制度，按医疗废物的性质分类收集后由医疗机构统一处理。

PIVAS 医院感染控制人员的职责为：① 严格执行消毒、灭菌、隔离、无菌操作技术和规程，遵守医院感染管理各项规章制度。② 掌握抗菌药物临床合理应用原则，做到安全、合理、经济适用。③ 掌握职业暴露防护知识和技能；能够正确地进行各项技术操作，预防锐器伤，做好职业暴露的规范处理。④ 积极参加医院感染相关法律法规、工作规范和标准及医院感染管理的专业知识培训、考试与考核，并运用在实际工作中。⑤ 熟练掌握无菌操作技术，自觉遵守《医务人员手卫生规范》，并认真执行消毒隔离技术。⑥ 规范处置各种医疗废物。⑦ 负责定期对 PIVAS 人员进行医院感染知识培训。

为确保预防与控制感染，一方面，PIVAS 医院感染要从医院感染管理的内容落实情况、医院感染监测情况、无菌技术操作与消毒灭菌管理是否规范、手卫生与职业防护工作及医疗废物的管理方面进行自查，预防和控制院感问题出现；另一方面，要加强 PIVAS 感染控制培训工作。目前，PIVAS 医院感染控制工作的计划及培训内容主要有：① PIVAS 负责医院感染控制工作的人员每年需制订相应的工作计划。② 要求 PIVAS 新上岗人员、进修生、实习生必须接受医院感染知识的岗前规范化培训，时间不低于 3 学时，考核合格后准许上岗。PIVAS 工作人员不仅需要参加本科室的培训，还要参加预防、控制医院感染相关知识的继续教育课程及学术交流活动，要求 PIVAS 医院感染管理专职人员每年不少于 15 学时，其他管理人员每年不少于 6 学时。③ PIVAS 对工勤人员也要做到定期培训，合格后准许上岗。

在医院感染管理科的业务指导下，PIVAS 要积极开展预防医院感染的各项检测，对检测发现的各种问题需及时采取有效的控制措施。PIVAS 医院感染管理监控主要有以下内容：严格执行安装空气净化装置的工作程序，确保设备运行正常；每半年进行例行巡检，每季度进行沉降菌的细菌培养，并将监测结果备案；药物混合调配人员要严格按照更衣操作规程进行更衣，消除感染隐患；严格按照混合调配标准规程进行操作，仔细、认真，避免调配混乱，调配完毕后遵照《清场工作制度》进行彻底清场并及时记录；混合调配后的废物要规范分类、管理，严格交接；工作区域地面应采取湿性清扫、消毒，混合调配区域提前 30 min 进行紫外线消毒并记录；根据不同的工作区域，使用专用拖布、抹布，用后及时进行清洁消毒，晾干备用；非工作区要保持地面整洁、干净、无臭。PIVAS 医院感

视频：怎样加强对医院感染知识的掌握?

染监控时间如表 8-1 所示。

表 8-1　PIVAS 医院感染监控时间

医院感染监控项目	时间	监控对象	方式
空气培养	每季度	百级层流台 万级洁净区 十万级洁净区	沉降菌检测或浮游菌检测
物体表面附着菌检测	每季度	洁净区推车 操作台面	物体表面采样
手卫生效果监测	每季度	调配人员 （随机抽检）	物体表面采样
成品输液无菌性检测	每季度（有条件的 PIVAS）	成品输液 （随机抽检）	—

二、PIVAS 医疗废物处理

PIVAS 废物是医院内产生的几大类废物之一，具有毒性或其他危害性，属于危险物品，若因任意丢弃或管理疏忽而扩散到环境中，会造成环境污染，危害人体健康。因此，PIVAS 必须加强医疗废物监督管理工作，根据《医疗废物管理条例》《医疗废物分类目录》《医疗废物专用包装物、容器标准和警示标识规定》等一系列文件，建立健全医疗废物集中无害化处置制度，降低污染和疾病传播隐患，杜绝医疗废物外流造成社会危害。

（一）医疗废物的分类

预防控制医源性感染、血源性感染、实验室感染和致病微生物扩散，必须对医疗废物进行消毒处理，落实并加强医疗废物的安全管理，制定医疗废物的分类、收集、运送、贮存、处置的管理制度。按照《医疗废物分类目录》要求将医疗废物分成五大类，见表 8-2。

表 8-2　医疗废物分类

类别	特征	常见分组或分类名称
感染性废物	携带病原微生物，具有引发感染性疾病传播危险的医疗废物	1. 被患者血液、体液、排泄物污染的物品，包括：棉球、棉签、引流棉条，纱布及其他各种敷料；一次性使用卫生用品，一次性使用医疗用品及一次性医疗器械；废弃的被服 2. 医疗机构收治的隔离传染病患者或者疑似传染病患者产生的生活垃圾 3. 病原体的培养基、标本和菌种、毒种保存液 4. 各种废弃的医学标本 5. 废弃的血液、血清
病理性废物	诊疗过程中产生的人体废物和医学实验动物尸体等	1. 手术及其他诊疗过程中产生的废弃的人体组织、器官等 2. 医学实验动物的组织、尸体 3. 病理切片后废弃的人体组织、病理蜡块等

续表

类别	特征	常见分组或分类名称
损伤性废物	能够刺伤或者割伤人体的废弃的医用锐器	1. 医用针头、缝合针 2. 各类医用锐器，包括：解剖刀、手术刀、备皮刀、手术锯等 3. 载玻片、玻璃试管、玻璃安瓿等
药物性废物	过期、淘汰、变质或者被污染的废弃的药物	1. 废弃的一般性药品，如抗生素、非处方类药品等 2. 废弃的细胞毒性药物和遗传毒性药物，包括：致癌性药物，如硫唑嘌呤、苯丁酸氮芥、萘氮芥、环孢素、环磷酰胺、苯丙氨酸氮芥、司莫司汀、三苯氧胺、硫替派等；可疑致癌性药物，如顺铂、丝裂霉素、阿霉素、苯巴比妥等；免疫抑制剂 3. 废弃的疫苗、血液制品等
化学性废物	具有毒性、腐蚀性、易燃性的废弃的化学物品	1. 医学影像室、实验室废弃的化学试剂 2. 废弃的过氧乙酸、戊二醛等化学消毒剂 3. 废弃的汞血压计、汞温度计

说明：

一次性使用卫生用品是指使用一次后即丢弃的、与人体直接或者间接接触的、为达到人体生理卫生或者卫生保健目的而使用的各种日常生活用品。

一次性使用医疗用品是指临床用于患者检查、诊断、治疗、护理的指套、手套、吸痰管、阴道镜、肛镜、印模托盘、治疗巾、皮肤清洁巾、擦手巾、压舌板、臀垫等接触完整黏膜、皮肤的各类一次性使用医疗、护理用品。

一次性医疗器械是指《医疗器械监督管理条例》及相关配套文件所规定的用于人体的一次性仪器、设备、器具、材料等物品。

医疗卫生机构废弃的麻醉、精神、放射性、毒性等药品及其相关废物的管理，应依照法律、行政法规和国家有关规定、标准执行。

使用后的一次性医疗用品和一次性医疗器械，无论其是否沾有患者血液、体液，均列为感染性废物。而一次性卫生用品（如一次性水杯、纸巾等）中，大部分不与患者的特殊物质（如血液、体液等）接触，因此，只有被患者特殊物质污染的一次性卫生用品列入感染性废物范围。病理性废物、损伤性废物和化学性废物的数量不多，且仅限于有一定危害性，不能自行处理的，必须进行特别处理。

（二）医疗废物的管理

1. 医疗废物管理的基本原则

（1）全程化管理：医疗废物从产生、分类收集、密闭包装到收集、运转、贮存、处置的整体流程必须处于严格的监控之下。

（2）实施集中处置：《医疗废物管理条例》中明确要求，各地区应当利用和改造现有固体废物处置设施和其他设施，对医疗废物集中处置，并达到基本的环境保护和卫生要求。

（3）分工负责：《医疗卫生机构医疗废物管理办法》中明确要求，医疗废物产生单位负责医疗废物产生后的分类收集管理，医疗废物集中处置单位负责从医疗废物产生单位收集转运到医疗废物集中处置地的贮存和处置的管理，其他任何单位和个人不得从事上述活动，这样，既能够减少中间管理环节和医疗废物流失的机会，又有利于监控和管理，责任明确。

2. 医疗废物管理的基本要求

（1）医疗废物的贮存做到日产日清。

（2）按照国家有关部门规定和要求，建设符合标准的医疗废物暂存地，并设置危险废物等各种警示标志。严禁在贮存区域以外堆放医疗废物。

(3) 在回收过程中，严禁科室外卖和混放未被污染的输液瓶、输液袋，若混有医疗废物如棉棒、空针针头等需视为医疗废物处置，不得称重回收。

(4) 医疗废物与生活垃圾严禁混放，不得紧邻生活垃圾存放处。医疗废物暂存不得设置在公共走廊、楼道、水房或医务人员视野范围之外，不能让污染医疗废物处于无人照管的状况，以防止因监管不到位而造成医疗垃圾的流失。

(5) 非利器医疗废物存放在黄色医疗废物袋中，少量药物性废物可按感染性废物处理。生活垃圾存放到黑色垃圾袋中。

(6) 损伤性废物如注射针头、安瓿等要与一般医疗垃圾分开，统一盛放在利器盒内，以防发生刺伤事故。严禁使用没有医疗废物标识的包装容器。

(7) 盛放非利器类医疗废物的黄色塑料袋使用前须进行检查，外部要粘贴标签，标有部门名称和产生日期、数量(质量)和废物种类。

(8) 不得将破损的医疗废物包装容器作为普通生活垃圾遗弃，破损后的包装容器应与医疗废物一同处置。

(9) 使用中若发现盛放医疗废物的容器有破损、渗漏等情况应立即更换并做相应的消毒处理。

(10) 放入包装物或者容器的医疗废物不得取出。

(11) 盛装的医疗废物达到包装物或者容器的 3/4 时，必须使用有效的封口方式，使包装物或者容器的封口紧实、严密。

(12) 盛装医疗废物的每个包装物、容器外表面都要有警示标识；在每个包装物、容器上应当贴中文标签，中文标签的内容包括医疗废物产生单位、产生日期、类别及需要的特别说明等。

(13) 医疗垃圾的登记资料至少保存 3 年。

(14) 每天运送工作结束后，应当对运送工具(车)及时进行擦拭消毒并做好登记。

3. PIVAS 医疗废物处理原则 在 PIVAS 内产生的医疗废物主要包括损伤性废物、药物性废物、感染性废物，其中感染性废物主要是使用过的一次性使用医疗用品(无论有无污染)。医疗废物的主要包装物有包装袋、利器盒、转运箱(桶)。医疗废物包装袋的颜色为黄色，并有盛装医疗废物类型的文字说明，如盛装感染性废物，应在包装袋上加注“感染性废物”字样，包装袋上印制规定的医疗废物警示标识(图 8-1)。

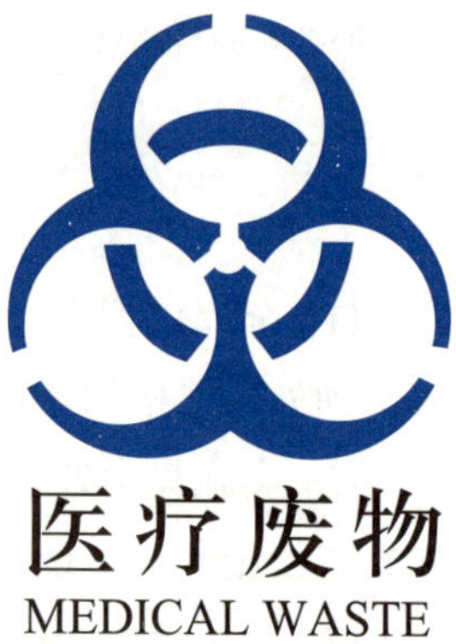

图 8-1 医疗废物警示标识

课堂讨论

PIVAS 需要设立污物通道吗？

PIVAS 工作人员应严格根据规程妥善进行医疗废物的处理，防止发生医疗废物泄漏。预防措施为：① 混合调配结束后，将医疗废物分类并放置于相应医疗废物包装物或容器中，封口，按医院要求进行处理。② 医疗废物包装物或容器必须密闭且能防渗漏、防锐器穿透，并有明显的警示标识和警示说明。③ 盛装前应仔细检查医疗废物包装物或容器是否存在破损、渗漏或其他安全问题。④ 盛装完毕后要采取有效方式进行严密封口。⑤ 运送医疗废物时，要避免造成包装物或容器破损和医疗废物的流失、泄漏和扩散，并防止直接接触身体。⑥ 用于收集、运送医疗废物的工具是防止渗漏、洒落，无锐角，易于装卸、清洁和消毒的封闭式专用车。

任务二 PIVAS 应急预案

静脉输液治疗是药物直接进入患者循环系统的侵入性操作，任何环节处理不当，都有可能给患者造成伤害，酿成严重后果，甚至危及患者生命。因此，加强 PIVAS 静脉用药调配质量监控，保障患者安全用药，杜绝各种差错发生尤为重要。为此，建立健全重大事件处理应急预案，在事故发生后，能够及时有效地控制事故、解决差错、降低差错的恶性影响，是 PIVAS 的核心任务之一。制订应急预案，在进一步指导实际工作中具有重要意义。

一、应急预案概述

应急预案指针对具体设备、设施、场所和环境，在安全评价的基础上，为降低事故差错造成的人身、财产与环境的损失，预先制订科学而有效的计划，实际上是一种标准化的反应程序。应急预案明确了在事故发生前、发生中及发生后，负责做什么，何时做，怎么做，以及相应的策略和资源准备等。其核心在于有章可循，能迅速进行有序、有效的应急救援活动。

PIVAS 是洁净密闭的空间，一旦发生突发安全事件，必须立即采取应急处理措施，最大化降低生命财产损失。为了规范突发事件应急预案的管理，完善应急预案体系，增强应急预案的科学性、针对性、实效性，在日常工作中做好应急管理，宣传培训应急知识、应急技能，让员工形成应急处理事件意识和能力，打造一支高素质的团队显得尤为重要。

1. 健全管理制度　制度是做好工作的前提和保证，可视化的制度为员工提供操作及精神上的支持。

2. 完善各种登记表　将日常设备需清洁、保养、维护的内容设计成相应表格，确保员工切实执行，如“医用空气消毒机工作状态登记表”“照明度检测登记表”“恒温箱使用登记表”等。

3. 强化基础知识培训　邀请专业工程师进行现场指导和培训，讲解设备的构造、原理、使用方法、注意事项及常见问题的处理办法等，并将操作规程制作成标识牌，使操作人员能够掌握正确的操作方法。

4. 制订学习计划　合理安排 PIVAS 应急预案学习培训计划，培训内容以理论与演练相结合。按照“专业救援和员工参与相结合，险时救援和平时防范相结合”的原则，建设一支专业队伍为骨干、兼职队伍为辅助、员工队伍为基础的应急梯队，提高自救互救和第一时间处置突发事件的能力。

二、网络信息系统故障应急预案

如果把 PIVAS 拟人化，其各环节流畅运行相当于一个循环系统，应急系统可比作是循环系统的一个主干血管堵塞时快速打开的一个侧支循环，达到静脉用药系统依然能正常运作的目的。

当 PIVAS 信息系统无法连接或运行缓慢甚至无法正常工作时，说明信息系统出现了故障，需立即启动网络信息系统故障应急预案。在应急处理中，首先要对信息故障严重程度进行评估，根据故障时间长短，判断不同的应急途径：究竟是在 PIVAS 调配还是在临床调配更安全、及时？

1. PIVAS 网络信息系统故障分级　根据故障范围和程度，分为两级。

(1) 1 级：网络信息系统不能正常使用 >1 h。

(2) 2 级：网络信息系统（医嘱、摆药系统和处方录入系统）不能正常使用≤ 1 h。

2. 应急分工与职责

(1) 现场指挥：PIVAS 负责人，负责在网络信息系统突发故障情况下的工作应急指挥。

(2) 联络组：临时指定两名同志，负责及时联络病区，说明情况。

(3) 摆药组：由负责各病区的摆药人员承担应急摆药工作。

(4) 待命组：一部分人员休息，保持体力；另一部分人员处理应急工作。

3. 应急预案流程　发生网络信息系统故障后，工作人员不能解决问题时，负责人应及时与网络信息中心联系，了解故障的严重程度与可能持续时间。

(1) 故障≤ 30 min：如果故障能在 30 min 内恢复，则向临床说明情况，推迟送药时间。

(2) 故障 >30 min：如果故障超出 30 min，则立即将情况上报上级领导，同时根据实际情况，分别进入 1 级、2 级故障应急处理。

1 级：故障 >1 h。① 联系临床说明情况，通知领药或配送的时间及其成品输液配送延后约 1 h，具体时间等待通知。② 有急需用药情况可通知 PIVAS 工作人员进行摆药。③ 核对是否所有科室均已领药，发现有未领药的病区，工作人员需及时联系了解原因。④ 由 PIVAS 负责调配输液时，临床需填写领药单据本，以便进行录入计价。⑤ 核对所有科室已领药品。

2 级：故障≤ 1 h。① 联系临床说明情况，推迟送药时间；② 请临床科室在领药单据本上填写所用药品，由 PIVAS 人员进行手工摆药，药师核对后配送药品；③ 通知临床提供每名患者医嘱及输液标签，由 PIVAS 负责调配输液，同时临床需填写领药单据本，以便系统恢复后进行录入计价。

(3) 故障恢复后：首先 PIVAS 负责人确认网络信息中心故障已经得到排除，随后联络组成员迅速与各病区联系，告知网络信息系统已恢复，可以正常下医嘱到 PIVAS，并对未录入的领药单据进行及时录入确认，同时严格记录此次故障事件。

三、职业暴露应急预案

职业暴露是指医务人员在从事诊疗、护理过程中接触有毒有害物质，或者传染病原体，从而损害健康或危及生命的一类职业暴露。

在 PIVAS 中，职业暴露主要发生在危害药品溢出、发生锐器伤、紫外线灼伤、医疗废物意外泄漏等方面，应及时启动应急预案，确保安全。

（一）危害药品溢出应急预案

危害药品溢出，含破碎，一般可分为注射用药液和粉末溢出。

1. 配备溢出处理包　PIVAS 应配备溢出处理包，由专人负责，定期检查维护，便于随时取用。溢出处理包应备有纱布、无纺布、吸水纸巾海绵，一次性防护服、工作鞋、手套、口罩、护目镜，专用垃圾袋，小铲子、镊子、剪刀，75% 乙醇、含氯消毒液等。

2. 溢出处置操作

(1) 评估药液或药品粉末溢出的污染程度和范围，包括人员、场地、设施设备。溢出严重的应张贴警示标识，限制他人接近泄漏区域。

(2) 溢出物对人员污染：① 脱去被污染的防护服，置于危害药品垃圾桶内；② 被污染的皮肤区域，应用肥皂和清水彻底冲洗，如有皮肤被划破，除冲洗外应控制出血，并及时接受治疗处理；③ 如药液喷溅到眼睛，应先用 0.9% 氯化钠溶液或清水冲洗，并及时接受治疗处理；④ 清理溢出物时，应防止皮肤划破；⑤ 事后应做好记录及上报工作。

(3) 溢出物处理：① 溢出药液：依据溢出量，采用相应的物品吸附与控制溢出液；粉末状危害药品应用湿布覆盖，用小铲收集，再用纱布轻轻擦拭；② 用小铲或镊子将玻璃碎片收集后放入利器盒中。

(4) 清洁消毒：① 根据被污染区域和溢出量情况，应先用水擦洗或冲洗，再用清洁剂擦拭，最后用含氯消毒液消毒；② 如果是吸附性较强的危害药品，应选用适宜的溶剂再次擦拭消毒处理。

(5) 被污染物的处理：① 反复使用的物品用清洁剂擦拭，再用水清洗并消毒；② 处理溢出物的一次性耗材与物品，应放置于黄色医疗废物包装袋中，按有毒医疗废物处理，并标注警示标记。

(6) 对危害药品溢出的药品名称、溢出量、处理过程、原因分析，溢出物对操作人员与环境的影响程度等，做好记录归档工作。

3. 生物安全柜内危害药品溢出处理

(1) 在生物安全柜内发生的危害药品输液袋 / 瓶破裂，按溢出处置操作流程处理。

(2) 应重视以下环节的处置：① 认真擦拭、消毒生物安全柜内表面，特别是凹槽处；② 如果高效过滤器被污染，应依据污染的程度，擦洗消毒或更换过滤器。

（二）工作人员锐器伤应急预案

在调配过程中，若被针尖或玻璃割伤，应首先进行清创消毒处理：指端朝下，在伤口周围视频：锐器伤急救盒内物品包括什么？

轻轻挤出血液，再用肥皂液和流动水冲洗 2~3 min；受伤部位的伤口冲洗后，用消毒液，如 75% 乙醇、0.5% 碘伏进行消毒，如有需要则做包扎处理；若伤势较重，如玻璃割伤需缝合时，立即送相关科室进行诊治；报告科室领导，填写医务人员职业暴露登记表，并根据有关规定做好职工保健等工作。

知识拓展

PIVAS工作人员发生紫外线灼伤的应急预案

使用紫外线灯时，房间内不能有人，消毒时间 30~60 min 为宜；避免直视光源；在操作消毒灯时必须佩戴防护眼镜或者墨镜。

一旦灼伤眼睛应立即脱离暴露环境，用毛巾浸冷水敷眼，闭目休息，严重者立即送眼科进行诊治；灼伤皮肤时，如果只是脱皮，可涂抹药膏，严重时送皮肤科进行诊治。

（三）医疗废物意外泄漏应急预案

所有医疗废物都必须放在专门的医疗垃圾袋中并封口，以防发生泄漏。一旦医疗废物发生泄漏、流失，扩散等意外事故，应立即启动医疗废物意外泄漏应急预案。

1. 立即上报　立即向所在科室和上级主管部门、医院感染管理科及领导汇报，并遵循医疗废物管理制度，将对环境的影响降到最低。由上级主管部门协助相关单位组成调查小组进行处理。

2. 控制污染　首先确定流失、泄漏、扩散的医疗废物的类别、数量、发生时间、影响范围及严重程度，然后组织相关人员尽快对发生医疗废物流失、泄漏、扩散的现场进行处理，处理时，尽可能封锁污染区域，疏散在场人员，减少对患者、工作人员、其他现场人员及环境的影响，同时工作人员应做好自身防护并提供必要的医护措施。

3. 清洁消毒　按需要对泄漏物及受污染区域、物品进行清洁消毒、通风等无害化处理，采取适当安全的处置措施，制止其继续溢出。必要时封锁污染区域，以防扩大污染。对污染性废物及污染区域进行消毒时，清洁消毒工作应从污染最轻区域向污染最重区域进行，对可能被污染的所有使用过的工具也应当进行清洁消毒处理。

4. 吸取经验教训，避免事故再发　医院应在事故发生 48 h 内向上级主管、卫生健康行政部门、监督所报告。发生事故的部门应协助做好调查，查清事故原因，妥善处理事故。事故处理结束后，发生事故的部门应说明事情的经过，吸取经验教训，并制订有效的防范措施预防类似事件发生。

四、仪器设备故障应急预案

PIVAS 发生仪器设备故障，通常有以下几种情况。

1. 空气净化系统故障应急预案　空气净化系统一旦发生安全事故，应立即关闭电源停止机器运转，停止调配间的混合调配及相关工作，并撤出混合调配间；查找原因，若是专业性原因无法自行解决则反馈科室负责人，同时联系维修人员排查情况，待维修人员确定原因后，询问是否能在短时间内修好，若持续时间较长，则将此调配间内需要调配的药品及相关物品转移到其他合适区域，同时通知相关人员做好人员的调整以保证工作的正常进行；故障排除并经检查合格后，方可启用。

2. 医用冰箱故障应急预案 当医用冰箱出现故障时，首先断电，然后转移药品放入其他医用冰箱冷藏；电话通知医院及相关维修部门；故障排除后，进行设备清洁消毒，运转正常并观察一段时间，再放入药品；同时做好登记维修记录。

3. 打印机故障应急预案

(1) 若打印时，打印机突然停止工作，应进行如下处理：① 检查安装的标签和碳带是否到位，若标签或碳带用尽，更换新的标签或碳带后再打印，双人核对输液标签的连续性与内容，准确无误后登记。② 检查打印机的电源及与计算机的连接情况，排除断电、断连因素。③ 通过肉眼观察碳带标签的表面情况有无异常。④ 查看打印机参数设定有无改动，相应打印软件设置是否正确。⑤ 检查标签、碳带等耗材，是否属产品质量问题。

(2) 若打印出来的输液标签整体内容看上去不清晰，颜色偏白，有毛糙等现象，应进行如下处理：① 肉眼观察碳带的涂层（或理解成膜面、面层）是否均匀。② 使用工业乙醇和棉花清洁打印头和滚轴的灰尘。③ 升高打印温度，降低打印速度。④ 调整打印机整体压力。⑤ 检查标签和碳带是否匹配，打印的兼容性是否理想。⑥ 如果条码打印机的分辨率过低，建议更换高清晰打印头或条码打印机。⑦ 如果碳带的供应轴或回卷轴拉力不准确，则调整到合适大小。⑧ 其他：如更换第三方打印软件或第三方驱动软件等。

(3) 若打印的输液标签字迹颜色不匀，应进行如下处理：① 检查确认打印头按钮是否压紧。② 清洁打印头和滚轴部分，防止灰尘与碳带堆积。③ 检查碳带的膜面是否均匀，排除质量问题。④ 若滚轴及打印头磨损严重，建议更换新部件。

(4) 若打印的输液标签字迹出现白色皱条或斜条现象，应进行如下处理：① 若为打印温度过高，则降低打印温度。② 检查打印头的压力，调至合适位置。③ 检查打印头部分的前挡片，排除松动情况，调整至适宜位置。④ 打印头如果安装不平稳，重新安装即可。⑤ 检查是否为使用的碳带过长，拉力不稳导致。⑥ 检查是否为碳带产品质量问题。

(5) 若输液标签打印时出现“啪啪”的异常声音，应进行如下处理：① 检查打印温度是否过高，适当降低打印温度。② 检查若碳带卷张力过紧，属产品质量问题，需反馈厂家。③ 检查若碳带双面易粘连，属产品质量问题，应反馈厂家更换。④ 可能是碳带有静电现象，按下文方法处理。

(6) 若打印时碳带出现严重的静电现象，应进行如下处理：① 做静电测试，并反馈厂家。② 降低打印温度。③ 将碳带放置于潮湿环境，减小静电。④ 若有静电毛刷，且已损坏，建议更换新毛刷。

(7) 若连续打印时，出现空白标签或漏纸现象，应进行如下处理：① 检查标签是否安装到感应器下面，调整安装位置。② 检查标签感应器是否被标签、灰尘等堵塞，清除并用乙醇清洁。③ 检查计算机条码打印机驱动项和软件端的标签大小、间距设定是否与实际相符。

④ 对条码打印机重新进行测纸操作，如不行，则恢复出厂设置。⑤ 检查打印机使用情况，若长时间使用标签感应器出现电压力偏弱、老化等现象，建议更换。⑥ 使用新固件版本刷新打印机。⑦ 若标签的底纸透光度不正常，建议更换。

（8）若输液标签打印时，标签动而碳带未动，应进行如下处理：① 检查打印机的压力，是否因单边过大导致，建议调整到合适大小。② 检查所使用耗材型号是否合适。③ 检查碳带的分切是否不良（包括纸轴芯是否左右错位）。④ 换成热敏纸，不装碳带打印，观察碳带轴是否转动，若转动说明前期安装不到位，若不转说明机器损坏（碳带轴内部弹簧、碳带感应器老化，电压偏小）。⑤ 检查若碳带双面粘连，属产品质量问题，反馈厂家。

（9）若输液标签打印时，标签不动而碳带动，应进行如下处理：① 检查打印机的压力，是否因单边过大导致，建议调整到合适大小。② 检查打印机滚轴摩擦力，若过于光滑，则更换新的。③ 检查滚轴的马达驱动器或马达的皮带是否损坏，建议更换新的。④ 检查打印机打印方式是否为热敏方式，进行相应设置或出厂值操作。

4. 电梯故障应急预案

（1）发生电梯故障不能正常使用时，应立即启动人力运送。

（2）设置电梯故障标志，服从应急救援人员指挥；若运输车在电梯里，工作人员应向医院安保部门报警并告知临床科室，做好患者安抚工作。

（3）如果被困人员发生晕厥、意识不清，应立即通知医务人员到场，以便救出后进行及时抢救。

（4）故障电梯打开后，由 PIVAS 工作人员第一时间把成品输液送到病房。

5. 物流轨道故障应急预案

（1）事先建立 PIVAS 应急成品输液交接登记本，以备在物流轨道系统突发故障的情况下采用人工配送时使用。

（2）如果药品通过物流轨道系统发出后，临床病区在正常时间内没有接收到药品，则应立即停止继续使用物流轨道系统发送药品，并通知轨道控制中心查找故障，当故障排除后再通过物流轨道系统发送药品。

（3）如果物流轨道系统故障短时间内无法排除，应立即组织 PIVAS 所有人员用手推车人工将剩余成品输液送达病区，保证患者按时用药。

（4）人工配送成品输液需做好成品输液交接登记，配送人员配送前要核对签字，病区护士核对接收后也要在交接登记本上签字确认，同时注明接收时间。

（5）当物流轨道系统故障排除后，应妥善保管应急成品输液交接登记本备查。

五、差错事故应急预案

PIVAS 差错事故应急预案有以下几个方面。

1. 临床科室向 PIVAS 反馈发生差错应急预案　工作人员接到临床护士反馈某个差错时，如发现贴错标签、无标签或标签不清晰、输液袋有破损漏液、药品有质量问题或药品送错科室等，需进行如下处理。

(1) 如果患者尚未用药：应立即汇报负责人，并派人员到临床查看、确认；将发生差错的药品或液体带回，重新调配，再送回临床科室。

(2) 如果患者已经用药：应记下发生差错的详细信息，如用药患者所在科室、床号、姓名、住院号、体征和差错原因等；立即汇报科室负责人，听从领导具体安排及时处理；同时派专人去临床科室查看确认。

(3) 注意事项：发生重大差错或事故时，各相关责任人应暂停工作，积极配合调查，处理问题。为保证问题能及时、有效地得到解决，各工作人员在差错处理时要注意：各责任人必须如实反映差错发生情况，交代清楚工作过程的每一个细节，以便排查差错；在查清差错原因之前，不可妄下推断；工作人员不得抱侥幸心理或任何不端正的想法，拖延问题处理时机，导致差错影响进一步扩大；重大事件应急处理人员必须具有扎实的专业知识与丰富技能经验，且与该事故没有任何关联；由专人负责重大事件的登记，经科室同意认可后存放于文件柜中，保留 3 年。此外，在与临床护士、患者及其家属交谈时应注意方式方法，处理差错时要严格按照法律程序。

2. 混合调配工作过程中发现差错应急预案

(1) 立即汇报组长和科室领导，并通知各岗位工作人员，以提高警惕。

(2) 立即排查所有已调配成品输液或未调配的药品是否存在差错。

(3) 若差错在 PIVAS，对已调配的成品输液要全部排查，确保无误。

(4) 若差错蔓延至临床，由经验丰富的工作人员去临床科室说明情况并追回药品。

(5) 重新摆药调配，及时送至临床科室。

(6) 仔细查对贮药架的药品(药盒)，以防有药品混淆。

(7) 责任人填写差错登记，并做深刻检讨；同时对相关责任人严肃处理，按绩效奖罚分明；及时交接班，通报差错全过程。

(8) 定期组织安全教育，杜绝此类事件再次发生。

3. 怀疑成品输液存在质量问题应急预案　若发现成品输液有质量问题，如出现沉淀、浑浊、变色、分层、有异物等情况，应立即将该药品封存并停止使用，及时交接班通知相关工作人员，上报科室负责人，尽快处理解决，以免耽误患者用药。

此外，当发生工作量变化、重大节日、大型考试、天气恶劣等情况时应及时启动人力资源紧急调配预案。

(1) 建立以分管领导、部门负责人为成员的人力资源应急调配领导小组。组员要求工作能力强、业务精、思想素质高、身体健康。

(2) 配备一定数量的技术人员组成应急调配小组。有计划、有组织、有系统地对小组成员进行业务培训，提高小组成员理论知识、实践技能及应急反应能力。

(3) 应急调配小组成员应随时待命，保持通信畅通，做到随叫随到。一旦有任务，必须 30 min 内到达医院，投入工作。不得以任何借口拒绝和拖延，否则一切后果由本人负责。

岗位对接

案例：在工作中，PIVAS 人员突然晕倒在危害药品调配间，该怎么处理？

分析：首先把晕倒人员抬离现场，脱去隔离服、手套等。然后通知医院急诊及时抢救。详细了解晕倒原因（个人原因、环境因素或是药品本身所带有的毒性物质散发所致），同时上报科室负责人。如果发生特殊感染，由科室通知医院感染管理科，进行紧急处理。根据具体晕倒原因进行如下处理。

(1) 一旦确认出现低血糖症状，轻症则立即进食含糖食物或饮料、糖果，同时快速测血糖，不能口服者则立即静脉注射 50% 葡萄糖 40~60 ml。

(2) 重症低血糖发作时需立即静脉注射葡萄糖 40~60 ml，能进食的进食，不能进食的以 5%~10% 的葡萄糖静脉滴注，维持血糖于正常或略高于正常水平。

(3) 如果因为药物本身的溢出或是毒性物质的挥发，导致人员晕倒，则根据危害药品溢出应急预案进行处理。

(4) 第一时间报告科室负责人，排查调配间的安全隐患，确认调配间无法正常使用后，需要启动应急措施。应急措施：负责人通知病区护士长，组织安排全部药品和溶媒复核包装配送，所有配送的药品，必须按照医嘱逐条仔细核对。

思考题

1. PIVAS 医疗废物主要有哪几类？
2. PIVAS 工作人员发生锐器伤时该如何办？
3. PIVAS 危害药品溢出应急预案包括哪些内容？
4. PIVAS 发生差错事故的应急预案包括哪些内容？

项目八在线测试

（安 芸）

参考文献

[1] 卫生部办公厅．卫生部办公厅关于印发《静脉用药集中调配质量管理规范》的通知[J]. 中国药房，2010，21(20):1828–1833.

[2] 刘新春，米文杰．静脉用药调配中心(室)教程[M]. 上海:复旦大学出版社，2014.

[3] 吴永佩，颜青，张健．全国静脉用药集中调配工作模式与验收管理培训教材[M]. 北京:科学技术文献出版社，2016.

[4] 李娜．静脉配置药物溶媒选择及溶媒量控制[J]. 海峡药学，2011，23(9):24–25.

[5] 石浩强，许倍铭，葛覃．从溶媒的选择谈安全使用中药注射剂[J]. 中国药房，2012，23(43):4125–4126.

[6] 赖碧波，刘敏芝．静脉输液常用药物配伍变化分析与预防对策[J]. 海峡药学，2013，25(6):259–260.

[7] 李新燕，秦明银，秦宗玲．医院静脉用药调配中心 2556 例不合理医嘱分析[J]. 中国药物经济学，2018，13(11):61–64.

[8] 米文杰，陈迹．静脉用药集中调配基础知识问答[M]. 北京:人民卫生出版社，2016.

[9] 米文杰，刘向红，陈迹．静脉用药集中调配基础管理与进阶实践[M]. 北京:人民卫生出版社，2017.

[10] 潘友文，邓海根．灭菌工艺的基本原理与参数放行[M]. 北京:中国质检出版社，中国标准出版社，2013.

[11] 池迎春，张娜，王丽芹．医院静脉用药调配中心管理手册[M]. 北京:科学出版社，2016.

[12] 陈婷，方晴霞．实用静脉用药集中调配管理[M]. 杭州:浙江大学出版社，2018.

[13] 王秋香．静脉用药集中调配实用技术[M]. 北京:中国医药科技出版社，2015.

[14] 陈张欣语．医院消毒灭菌设备的应用分析[J]. 科技资讯，2016，14(36):155–156.

[15] 岳延涛，李艳华．静脉用药调配中心洁净区消毒剂的选择及效果分析[J]. 海峡药学，2018，30(1):224–225.

[16] 胡国庆．新标准对医疗机构消毒灭菌的新要求[J]. 华西医学，2018，33(3):253–258.

[17] 成鹰．医院常用消毒灭菌设备质量控制方法初探[J]. 中国医疗器械信息，2018，24(6):137–139.

[18] 石锐．浅谈 PIVAS 工作中各环节质量控制[J]. 临床医药实践，2015，11(24):838–840.

读者意见反馈

为收集对教材的意见建议，进一步完善教材编写并做好服务工作，读者可将对本教材的意见建议通过如下渠道反馈至我社。

咨询电话　400-810-0598

反馈邮箱　gjdzfwb@pub.hep.cn

通信地址　北京市朝阳区惠新东街4号富盛大厦1座
　　　　　高等教育出版社总编辑办公室

邮政编码　100029

资源服务提示

授课教师如需获取本书配套教辅资源，请登录"高等教育出版社产品信息检索系统"（http://xuanshu.hep.com.cn/）搜索下载，首次使用本系统的用户，请先进行注册并完成教师资格认证。

高教社高职医药卫生教师QQ群：191320409